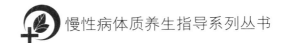
糖尿病体质养生指导

张晓天　朱蕴华　主编

U0364856

科学出版社

北京

内 容 简 介

　　本书以"治未病"理论为基础,从中医体质学角度出发,分四个章节全面阐述了中医对糖尿病的理论认识、糖尿病的辨证分型、常用的中药、中医外治法等,并对糖尿病患者中常见的体质进行了分析,提供了药膳、药茶、穴位按压等调养方法。同时,对糖尿病的常见并发症及其日常调养方法进行介绍。本书集科学性、实用性于一体,可供广大糖尿病患者及易患人群参考使用。

图书在版编目(CIP)数据

　　糖尿病体质养生指导/ 张晓天,朱蕴华主编. —北京:科学出版社,2015.8
　　(慢性病体质养生指导系列丛书)
　　ISBN 978 - 7 - 03 - 045375 - 4

　　Ⅰ. ①糖… Ⅱ. ①张…②朱… Ⅲ. ①糖尿病－养生(中医) Ⅳ. ①R259.871

　　中国版本图书馆 CIP 数据核字(2015)第 185998 号

责任编辑:朱　灵　黄金花
责任印制:谭宏宇 / 封面设计:殷　靓

科 学 出 版 社 出版
北京东黄城根北街 16 号
邮政编码:100717
http://www.sciencep.com

南京展望文化发展有限公司排版
苏州市越洋印刷有限公司印刷
科学出版社出版　各地新华书店经销

*

2015 年 8 月第　一　版　开本:A5(890×1240)
2015 年 8 月第一次印刷　印张:5 3/4
字数:105 000

定价:28.00 元

丛 书 序

20世纪初，四明医院（曙光医院前身）延医施诊；21世纪初，曙光医院已发展成为位列上海十大综合性医院的三级甲等综合性中医院、上海中医药大学附属医院，从四明医院慈善济困开始，到如今"大医德泽、生命曙光"医院精神的秉持，百年传承中，曙光人始终将"未病先防、既病防变"的中医"治未病"理念作为自己的服务宗旨。从健康俱乐部到健康宣讲团，从曙光中医健康热线到杏林讲坛，弘扬中医药文化、普及中医药知识一直是曙光人不懈努力的方向。

近日，曙光医院拟整合现有资源，实施"中医药文化科普教育基地建设工程"，建设目标是实现科普教育的整体策划、分步推进、资源联动，产生规模效应，探索建立中医药科普教育的多维立体传播模式。该项目成功入选"上海市进一步加快中医药事业发展三年行动计划（2014年—2016年）"建设项目。此外，曙光医院还承担了由上海市中医药发展办公室部署的"中医健康素养促进项目"。在这两个项目的建设要求中，科普读物的编写和出版均为重要组成部分。

欣闻本院治未病中心的医务人员积极编写"慢性病体质养生指导系列丛书",因而欣然同意纳入我们的科普建设项目,并愿意给予各方面的支持。

曙光医院治未病中心是以人类健康为中心,开展个体化预防、保健和诊疗服务,普及"未病先防"的中医健康理念,实施中医体质评估、健康体检、健康咨询指导和综合治疗的临床科室。科室除承担医教研任务外,大力开展中医药科普教育和培训工作,是道生四诊仪上海中医药大学培训基地、WHO上海健康科普教育基地,同时还是"治未病"进社区的主要推动实施者。这次"慢性病体质养生指导系列丛书"的编写,正是他们在亚健康人群及常见慢性病人群健康管理方面所具备深厚实力的又一次展现。

我相信无论是慢性病患者、健康关注者还是临床医务人员,这都是一套十分值得阅读的好书!

上海中医药大学附属曙光医院党委书记

2015 年 7 月

前　　言

　　糖尿病是多病因的代谢性疾病,特点是慢性高血糖,伴随因胰岛素分泌、作用或二者均有缺陷所致的糖、脂肪、蛋白质代谢紊乱的综合征。根据世界糖尿病联盟(IDF)2013年的流行病学数据表明,中国的成人糖尿病患者人数已经接近1亿,居世界首位。除此以外,我国还有接近1.5亿的糖尿病前期人群。糖尿病是一种终身性疾病,由于血糖控制不佳会引起各种急慢性并发症,而其实在糖尿病前期就伴随着心血管疾病高发的风险。如此庞大的糖尿病患病率不仅仅威胁了人民的健康,而且还带来了沉重的经济负担。如何积极地防控糖尿病是全人类共同的课题。

　　中医对糖尿病的认识可以追溯到春秋、战国时期,早在《黄帝内经》中就有对糖尿病"消渴"、"消瘅"、"消中"、"膈消"、"肺消"等不同名称的记载,对消渴病的名称、概念、病因病理、临床表现、治则、预后及调摄方法等都分别做了论述。此后,又经历了漫长的医学发展阶段,不断完善成熟,形成了一套完整的理论体系。可以说,中医对本病的认识历史悠久,源远流长。消渴理论源于《黄帝内经》,辨证论治出自《金匮要略》，证候分类起始于《诸病源候论》，体系形成了唐宋时期。唐宋时期以后的医家均从不同的角度对消渴理论和治法等作了补充和发展，内容丰富，为我们今天研究消渴病提供了宝贵的文献资料。

　　本书以中医"治未病"理论为基础，阐述了如何利用传统医学的综合手段进行糖尿病防治，再着重从中医体质角度出发，针对糖尿病人群的易患体质进行不同类型的体质调护，为中医防治糖尿病开辟了新的视角。

目 录

第一章
总　　论

中医对糖尿病的认识

历代中医文献中，对糖尿病的认识可追溯至上古、中古时期，卷帙浩繁，数以千计，大致可以分为以下几个时期。

春秋战国、秦汉时期——孕育萌芽期

早在《黄帝内经》中就有对糖尿病"消渴"、"消瘅"、"消中"、"鬲消"、"肺消"等不同名称的记载，对消渴病的论述散见于约14篇中，对消渴病的名称、概念、其病因病理、临床表现、治则、预后及调摄方法等都分别做了论述。在病因方面，认为过食肥甘、情志失调、五脏柔弱等因素，与消渴病的发生有密切关系，如《素问·奇病论》谓："此人必数食甘美而多肥也，肥者令人内热，甘者令人中满，故其气上溢，转为消渴。"《灵枢·五变篇》谓："五脏皆柔弱者，善病消瘅。"在病理方面，指出胃肠热结、耗伤津液是消渴发病的主要病

理，如《素问·阴阳别论》谓："二阳结谓之消。"书中对消渴的主要症状如多饮、多食、多尿、形瘦等已有明确记载，《素问·气厥论》谓："肺消者，饮一溲二。""大肠移热于胃，善食而瘦。"《灵枢·师传篇》谓："胃中热则消谷，令人悬心善饥。"在治疗方面，强调指出消渴病人要禁食膏粱厚味和芳草、石药等燥热伤津之品，如《素问·腹中论》谓："数言热中、消中，不可服高粱、芳草、石药"，并指出可用性味甘寒能生津止渴的兰草治疗。《素问·奇病论》曰："治之以兰，除陈气也。"

尤为可贵的是，古人已观察到在预后方面，已有根据脉象判断病情的记载，如《素问·通评虚实论》谓："消瘅……脉实大，病久可治；脉悬小坚，病久不可治。"《黄帝内经》对消渴的认识，是后代消渴理论发展的渊源，至今对消渴的研究，仍具有一定的临床意义。

临床医学的发展阶段

◎ 隋唐时期（公元581～960年）——发生完善期

隋、唐建国之初的安定局面，给百姓带来了安居乐业的生活环境，经济文化亦蒸蒸日上。影响所及，在糖尿病领域也出现了几度辉煌，《古今录验方》、《备急千金要方》更为世界医学作出了贡献。

隋代巢元方《诸病源候总论》消渴病诸候，凡八论。"渴利候"中不仅把握了消渴的主症——"随饮小便"，而且还阐明其病因病机:"由少时服乳石,石热盛时,房室过度,致令胃气虚耗,下焦生热,热则肾燥,燥则渴。肾虚又不得传制水液,故随饮小便。"认为消渴发病原因主要是服五石散,使下焦虚热、肾燥阴亏所致。巢元方还明确认识到消渴病易发痈疽和水肿等并发症,并提出导引和散步是治疗消渴病的"良药",主张饭前"先行一百二十步,多者千步,然后食之",以初步认识到体育疗法的重要意义。

隋唐间,甄立言《古今录验方》中,确立了糖尿病的定义:"渴而饮水多,小便数,无脂似麸片甜者,皆消渴病也。"他发现的患者尿有甜味,比德国生理学家 Min kowski 和 Von Merin 克 1889 年的发现早了 1 200 年。唐代孙思邈《备急千金要方·消渴第一》载论 6 篇、方 53 首,历数饮酒对糖尿病的危害,竭力告诫饮食起居是决定疾病预后的主要因素。

《外台秘要》一书集唐代以前消渴大成,它不仅保存了《古今录验方》中具有历史价值的稀世资料,而且还保存了《古今录验方》、《近效极要》、《崔氏》、《广济》、《文仲》等亡佚古籍中的消渴古方 15 首。这些古方中包括《近效极要》疗消渴方 4 首,《文仲》加减六物汤方,《广济》疗消渴麦冬汤方,《崔氏》疗消渴常服有验方、又方、疗消渴无比方等。每首古方中,几乎都以清热燥湿的黄连作主药,该不是偶然的巧合。

两宋时期(公元 960~1270 年)——鼎盛向荣期

宋代王怀隐等著《太平圣惠方》,其中有"三痟论"一卷,明确提出了"三痟"一词。谓"夫三痟者,一名痟渴,二名痟中,三名痟肾。""一则饮水多而小便少也者,痟渴也;二则吃食多而饮水少,小便少而赤黄者,痟中也;三则饮水随饮便下,小便味甘而白浊,腰腿消瘦者,痟肾也。"至此之后,多数医家根据消渴"三多"症状的偏重不同而分上、中、下三消。王氏根据其证候表现、并发症和预后的不同,将消渴病分为十四种证候类型进行论治,载方177首,常用药物包括人参、花粉、黄连、甘草、麦冬、知母、地黄等。

陈言《三因极一病证方论》关于消渴的论述中,分叙论、脉证、治法三节,阐明病机"精血走耗,津液枯乏",把握主症"引饮既多,小便必利,寝衰微,肌肉脱剥。"脉证提挈消病纲领:"消病有三:曰消渴、消中、消肾。消渴属心,故烦心,致心火散蔓,渴而引饮。"治法载方26首,真珠丸、烂金丸、鹿茸丸为上焦燥热、气津两伤、阴损及阳而设。其立意之深,构思之巧,配伍之精,堪称上乘。

金元时期(公元1115~1368年)——流派争鸣期

金元两代,南北对峙,民族纷争,烽火不断,民不聊生,致使疾病滋生、蔓延。地域隔阂,病种各异,加上医者对疾病的认知不同,于是医学流派应运而生。刘完素的寒凉学派、张从正的攻下学派、李东垣的补土学派、朱震亨的滋阴学派的争鸣,被称为金元四大家。他们对糖尿病的见解,可谓各抒己见。

刘河间、张字和等发展了三消理论,提倡三消燥热学说,主张治三消当以清热泻火、养阴生津为要。刘河间《三消论》是阐述三消燥热学说的专著,可称为是中国第一部消渴病专著;他认为三消的病因病理系由"饮食服饵失宣,肠胃干涸,而气液不得宣平,或耗乱精神,过违其度,或因大病阴气损而血液衰虚,阳气悍而燥热郁甚"所致,对三消本证和兼证的关系论述精辟,认为"消渴者,多变聋盲疮癣痤痱之类"或"虚热蒸汗,肺痿劳嗽",并将本证与兼证的种种表现,皆归咎于"热燥太甚",从而得出"三消者,燥热一也"的结论。他提出三消的治则是"补肾水阴寒之虚,而泻心火阳热之实,除肠胃燥热之甚,济人身津液之衰",推崇白虎、承气诸方,所创宣明黄芪汤,立意在于补肺气以布津液。刘河间论治,多偏于寒凉,补充发展了用寒凉药治疗本病的经验。刘河间的独到之见,受到张字和和李东垣的推崇和赞成。朱丹溪更是发展了刘和间的三消燥热学说,在《丹溪心法·消渴》中说治消渴应当"养肺、降火、生血为主",三消学说经丹溪学派的不断充实之后,形成了一套以养阴为主的消渴治疗体系。

明清时期(公元 1368～1840 年)——大成臻善期

公元 1368 年朱元璋在南京称帝,建立大明王朝,从嘉靖到万历年间(公元 1522～1620 年)近 100 年中,国家统一,政治安定,工商业空前发展,经济繁荣,文化科学亦日新月异,医学著作更是集一时之盛。

明代医家重在对消渴治法的探讨,戴元礼注重益气,在

《证治要诀·消渴》中云:"三消得之气之实,血之虚,久久补治,气尽虚,则无能为力矣。"并学习一僧人专用黄芪饮(即黄芪六一汤:黄芪、甘草)加减治疗三消的经验,把益气放在治疗的首位,对后世医家用药颇受影响。戴氏经临床观察,对三消预后及并发症有新的发现,如"三消久而小便不臭反而甜,气在溺桶中滚桶,其病为重",比较符合临床实际。李健斋主张治消渴重补脾益肾,于《医学入门·消渴》中谓:"治渴初宜养肺降心,久则滋肾养脾。盖本在肾,标在肺,肾暖则气上升而肺润,肾冷则气不升而肺焦,故肾气丸为消渴良方也。然心肾皆通乎脾,养脾则津液自生,参苓白术散是也。"赵献可力主三消肾虚学说,提倡治三消当以治肾为本,在《医贯·消渴论》中说:"人之水火得其平,气血得其养,何消之有? 其间摄养失宜,水火偏胜,津液枯槁,以致龙雷之火上炎,熬煎既久,肠胃合消,五脏干燥……治消之法,无分上中下,先治肾为急,唯六味、八味及加减八味丸随证而服,降其心火,滋其肾水,则渴自止矣。"推崇治肾为本的还有张景岳、喻嘉言等。周慎斋治消渴强调以调理脾胃为主,特别重视养脾阴,如《慎斋遗书·渴》中云:"盖多食不饱,饮多不止渴,脾阴不足也。""专补脾阴之不足,用参苓白术散。"

近代、现代时期(公元 1840 年～   )——中西医学汇通期

19 世纪中叶,欧风东渐,西方医学知识亦传至中国,国

内有识之士汲取西方医学新知,以为己用。盐山张锡纯、嘉定张山雷遥相呼应,为领袖人物,创立中西汇通学派,对近代中医学的发展起到推波助澜的作用。在糖尿病领域以张锡纯、施今墨、祝谌予、任继学为代表,可谓厚积薄发、承前启后。

张锡纯结合西方医学编写了《医学衷中参西录》,谓:"消渴,即西医所谓糖尿病,忌食甜物。"并明确提出上消"当用人参白虎汤"、中消"当用调胃承气汤下之"、下消"宜用八味肾气丸",并创制玉液汤和滋膵饮,为后人治消渴开拓了新的思路。

中华人民共和国成立后,在党和政府的亲切关怀下,中医药事业取得很大的发展,对糖尿病的中医和中西医结合研究逐步深入。在辨证论治研究方面,对一些临床证型的研究取得了一定的共识,辨证论治规范化已经取得一定的进展;对中医辨证指标进行了有益的探讨,认为各种检查与中医辨证分型呈现了某种相关关系,对于弥补中医四诊的不足及指导治疗能起到某些辅助作用。在单方、复方降糖作用方面也取得了不少进展,大量资料证明不少单方、复方有较好的降血糖作用,尤其在单味中药的降糖方面进展明显,复方研究有待加强,并研制出糖尿病模型进行药理研究。在作用途径方面,经临床研究证实中医药治疗糖尿病不单纯是增加胰岛素分泌、降低血糖的作用,而是经过多种途径而发挥作用,它能降低血糖、刺激胰岛分泌胰岛素、改善胰岛素抵抗、促进周围组织和器官对糖的利用等。

综上所述,中医对本病的认识历史悠久,源远流长。消渴理论渊源于《黄帝内经》,辨证论治出自于《金匮要略》,证候分类起始于《诸病源候论》,体系形成于唐宋。唐宋以后的医家均从不同的侧面对消渴理论和治法等作了补充和发展,内容丰富,为我们今天研究消渴病提供了宝贵的文献资料。

糖尿病的诊断标准

糖尿病是多病因的代谢性疾病,特点是慢性高血糖,伴随因胰岛素分泌、作用或二者均有缺陷所致的糖、脂肪、蛋白质代谢紊乱的综合征。常引发心、脑、眼、肾、神经系统及全身血管病变的广泛的慢性并发症,还可并发痛症酸中毒、乳酸性酸中毒、高渗性非酮症昏迷、低血糖等严重的急性并发症。目前,从病因角度将糖尿病分为1型糖尿病、2型糖尿病、其他类型糖尿病和妊娠糖尿病四型。其中,2型糖尿病是最常见的糖尿病疾病类型,但因其早期常缺乏症状,大多数患者发病多年后尚未能确诊。

糖尿病患者的典型临床表现有"三多一少",即多食、多饮、多尿和体重减轻。除典型的临床症状外,早期白内障、视网膜病变、早期动脉硬化、细小血管障碍、久治不愈的感染、真菌感染等,以及糖尿病家族遗传史,都应作为糖尿病病因性疾病诊断的对象进行检查。作为糖尿病专业医师,更重要的是,症状不典型或无症状的糖尿病,在以各种不同的其他疾病就诊时要考虑到糖尿病的可能性,应及时检测空腹血糖和(或)餐后 2 小时血糖等以明确诊断。糖尿病诊断最重要的指标还是血糖,是指葡萄糖氧化酶法测静脉血浆血糖。而高血糖所致的各种生化改变和临床表现可作重要参考。

诊断依据

早期可疑表现

糖尿病不一定都有"三多一少"的典型症状,特别是 2 型糖尿病,其起病隐秘,通常无显著症状,仅在查体或其他疾病检查时才被发现。善于识别"糖尿病的早期非典型表现",尽早确诊糖尿病,对于糖尿病医师而言是必修课。

如果发现有以下为糖尿病不典型症状或可疑表现,就应建议患者毫不犹豫地做进一步检查,尽早确定是否是糖尿病。

(1)有反应性低血糖表现:在午饭前或晚饭前感觉饥饿难忍、心悸、出汗、手颤、疲乏无力,进食后症状缓解。

(2)皮肤瘙痒,尤其是妇女外阴瘙痒。

(3)反复尿路、胆管、肺部、皮肤等感染者。

(4)四肢末梢疼痛及麻木或皮肤灼热不适者。

(5)结核病患者,对抗结核治疗药效不佳者。

(6)体重减轻而找不到其他原因者。

（7）年轻患者动脉硬化、冠心病和眼底病变。

（8）口腔症状：如口干口渴、口腔黏膜瘀点、红肿、口内烧灼感、牙龈肿痛和牙齿松动。

（9）40 岁以上有糖尿病家族史者。

（10）明显肥胖者。

（11）有分娩巨大胎儿（胎儿体重 4 千克）史者。

（12）有多次流产、死胎、羊水过多和早产者。

（13）儿童夜间遗尿者。

（14）下肢溃疡或坏疽经久不愈者。

◯ 典型临床表现

多食：糖尿病患者的葡萄糖利用率降低是主要原因。由于患者体内的降血糖激素——胰岛素绝对或相对不足引起一系列糖代谢紊乱，导致肝脏、肌肉及脂肪等组织内葡萄糖利用减少，虽然血糖处于高水平状态，但动、静脉血中葡萄糖的浓度差很小，从而刺激摄食中枢兴奋，引起饥饿多食。另外，患者糖的利用率较差，大量从尿中排出，导致全身营养需求相对增加，通过反馈机制使这个信息传到下丘脑，也是食欲亢进的一个因素。还有部分糖尿病患者同时伴有高血糖素、儿茶酚胺、糖皮质激素分泌增高，同样造成食欲亢进。

多食是 1 型糖尿病患者常见的症状，部分患者食量每餐可高达 500～1 000 克，且善饥，每日进食可达 5 餐以上。此时的患者查空腹血糖可以获得确诊。值得重视的是，随着病情进展,多食会越来越明显,一旦转为少食,常是病情严重及出现合并症或伴随症的标志。

多饮:因胰岛素绝对或相对不足,血糖不能有效地被利用,从而形成高血糖、高尿糖和渗透压升高,使肾小管回吸收水分减少,尿量增多,同时发生细胞内缺水而引起患者烦渴、多饮。

多尿:高血糖状态使肾脏肾曲小管葡萄糖溶质浓度增高,形成高渗性利尿,造成尿量增多。重瘟患者 24 小时总尿量可达 4～6 升。但多尿未必都是真性糖尿病,还有许多疾病出现多尿症状,如尿崩症等。通过血糖的测定完全可以鉴别。

消瘦:糖尿病患者由于胰岛素相对或绝对不足而不能充分利用葡萄糖,导致体内动用脂肪和蛋白质,通过糖异生来补充能量及热量。另外,严重的糖尿病患者最终出现食欲及食量下降,摄取的营养物质减少,从而使消瘦加重,尤其在 1 型糖尿病患者中消瘦会更加明显。

并发症的典型特征

因糖尿病早期或轻症糖尿病、特别是 2 型糖尿病往往临床症状少,甚至无任何临床症状,及体征。不少的患者因为出现各种并发症和相关体征时才确诊为糖尿病。因此,认识常见糖尿病并发症和相关体征对糖尿病的诊断具有临床意义。

糖尿病并发症有急性和慢性。特别值得临床医师重视的是有少数重度 1 型糖尿病患者,因出现昏迷或其他中枢神经系统的功能障碍等糖尿病急性并发症才确诊。对临床上常见的顽固性皮肤感染,如各型真菌感染,难愈的皮肤疖痈;反复发作的泌尿生殖系统感染;胆囊炎,牙周炎,牙龈溢脓及鼻窦炎等,均应警惕与糖尿病并存的可能性,应及时予以检查血糖,争取早日确诊。

家族史

糖尿病病因中遗传因素已经被肯定。据国外报道,25%～50%的糖尿病患者有阳性家族史,而夫妻双方同时患有糖尿病其子代的糖尿病患病率为 5%～22%。最近研究证实,患糖尿病母亲比患糖尿病父亲对后代的影响更明显,尤其在 2 型糖尿病患者遗传方面。关于发生机制,一般认为,1 型糖尿病主要系基因异常所致,人白细胞抗原(HIA)与自身免疫相关的这些抗原均是糖蛋白,分布在全身细胞的细胞膜上;而 2 型糖尿病患者的遗传方式与1型糖尿病不同,不存在特殊的 HIA 单型的优势,但有明显家族史,其父母糖尿病患病率达85%,认为系染色体隐性遗传多基因。对于极少数发生在儿童和青壮年 2 型糖尿病患者的遗传基因可能是显性的。仔细询问糖尿病家族史对诊断糖尿病具有重要临床意义。

临床症状典型的糖尿病患者的诊断并不困难,对于临床症状少或首先发现糖尿病并发症者,应结合询问有无糖尿病家族史及时给予化学检查,以免延误诊断和治疗。

诊断标准

血糖是诊断糖尿病的主要依据。判断正常或异常的分界点主要是依据血糖水平对人类健康的危害程度制定的，其中微血管病变是主要依据。随着就血糖水平对人类健康影响的研究及认识的深化，糖尿病诊断标准中的血糖水平分割点将会不断地被修正。从血糖水平分割点修正的轨迹来看，人类越来越意识到，高血糖对健康的危害程度比过去的更严重、并且在更早的时间就发生了。因此血糖水平分割点每 1 次被修订的值比以前都低一些，即更严格一些。以下引用的是 1999 年 10 月出版的世界卫生组织（WHO）专家咨询报告中的世界最新糖尿病诊断标准，并且结合 2013 版的《中国 2 型糖尿病防治指南》。

正常人血糖标准

空腹血糖（FPG）4.4～6.1 mmol/L，餐后血糖 4.4～8.0 mmol/L。

糖尿病诊断标准

以下三条符合其中一条即可确诊：

（1）糖尿病症状＋任意时间血糖≥11.1 mmol/L（200 mg/d）。

（2）空腹血糖（FPG）水平≥7.0 mmol/L（126 mmol/L），

经非同日重复一次得到证实。

（3）糖耐量试验（OGTT）中，2 h 血糖水平（2hPG）≥
11.1 mmoL/L（200 mg/d），重复一次得到证实；或同时
FPG 达到标准。

对糖尿病确诊标准的解释

采用 2013 年版《中国糖尿病防治指南》（引自 1999 年
WHO 专家委员会修订的国际诊断标准）。

（1）诊断是依据空腹血糖、任意时间或 OGTT 中 2 h
血糖值。空腹血糖，是指 8～14 小时无任何热量摄入所测
的静脉血浆血糖；任意时间指 1 天内任何时间，与上 1 次进
餐时间和食物量无关；OGTT 试验是指以 75 克无水葡萄糖
为负荷量，溶于水内口服（市面上的是含 1 分子水的葡萄
糖，需要 82.5 克）。OGTT 方法及诊断标准见后。

（2）标准中的血糖值是指静脉血浆葡萄糖，用葡萄糖
氧化酶法测定。用毛细血管和（或）全血测定葡萄糖值，其
诊断分割点有所变动。

第二章
糖尿病患者的常见
中医养生方法

中西医学是两种截然不同的自然科学,属于两种不同的理论体系。中医学基于阴阳五行学说,以阴阳消长、五行生克、亢害承制的理论,演绎人身之生老病死及寿夭刚柔。而西方医学则注重阐明疾病的病理生理状况,仰仗日新月异的检测手段,纠正偏差。

尽管中西医学的理论体系完全不同,但是病人摆脱疾病的困扰,使之臻于康复的目的是完全一致的。

糖尿病是一种极其古老的病种,中医对它的认知,已逾2 300年,形成了理、法、方、药完整的理论体系,治疗手段包括中药、饮食、功法、针刺、耳穴、足浴、手法按摩等内治外治法。

糖尿病的中医辨证分型

⊃ 肺燥津伤证——燥热伤肺,上源告竭

[证候] 烦渴恣饮,饮不解渴,小溲频多,口干少津,舌

质红,苔薄黄,脉濡细。

[**治则治法**]清热润燥,养阴生津。

[**处方**]方取千金黄连丸、消渴方、生脉散三方复合。

霜桑叶9克,小川连3克,珠儿参30克,原麦冬9克,北五味(打)3克,京玄参9克,天花粉12克,大生地12克,蜂蜜(冲)1匙,入藕汁(冲)1匙。

[**主治**]凡消证初起,上焦燥热,而见消渴无度者,均可运用此法。

胃热炽盛证——阳明热盛,胃液被劫

[**证候**]多食易饥,形体消瘦,口渴饮冷,腑气艰行,小溲热赤,舌红苔薄黄,脉滑。

[**治则治法**]清泄阳明,生津润燥。

[**处方**]方取白虎加入参汤、玉女煎二方复合。

珠儿参(或孩儿参)30克,生石膏(先煎)24克,肥知母6克,京玄参9克,麦冬9克,大生地12克,怀牛膝12克,杭白芍15克,清炙草4克,干芦根12克,生谷芽12克。

[**主治**]凡中焦热盛,胃液被劫,症见嘈杂善饥,形体瘦瘪,口渴饮冷,腑气艰结者,均可运用此法。

脾胃湿热证——胃热脾湿,蕴阻三焦

[**证候**]形体丰腴,肢体懒惰,渴不欲饮,口有秽气,肌肤烦痒,小溲黄浑,大便或溏或结,舌淡红,苔黄腻,脉濡滑。

[**治则治法**]清化湿热,宣通三焦。

[**处方**] 方取清热渗湿汤、麋衔白术泽泻汤复合。

小川连3克,川黄柏4.5克,淡竹叶6克,苍术15克,焦白术9克,鹿衔草30克,赤茯苓12克,泽泻30克,肥知母6克,粉葛根9克。

[**主治**] 凡湿热蕴结,痹阻三焦,而出现口干且苦,口气臭秽,小溲黄浑,大便或溏或结,舌苔黄腻者,均可运用此法。

○ 气阴两虚证——燥伤气液,脾肾两伤

[**证候**] 形神困倦,少气乏力,自汗寝汗,口干便难,或便解溏泄,舌胖嫩,边有齿痕,苔剥裂,脉濡细。

[**治则治法**] 固护气阴,调益脾肾。

[**处方**] 方取玉液汤、地黄饮子复合。

珠儿参30克,天冬、麦冬各9克,生地、熟地各12克,生怀山药12克,生黄芪30克,知母9克,生鸡内金9克,粉葛根9克,北五味(打)3克,天花粉12克。

[**主治**] 凡燥热耗伤气阴,脾肾不足,症见形神困顿,自汗寝汗,口干便难,苔光剥,脉濡细者,均可运用此法。

○ 风火相煽证——厥阴少阳,风火相煽

[**证候**] 烦渴引饮,口苦目赤,烦闷易怒,眩晕耳鸣,手指麻木,大便秘结,舌边尖红,苔薄黄,脉弦劲搏指。

[**治则治法**] 轻清少阳,平肝息风。

[**处方**] 方取蒿芩清胆汤、羚羊钩藤汤、地骨皮饮化裁。

霜桑叶 9 克,杭甘菊 9 克,青蒿 9 克,粉丹皮 6 克,炒子芩 4.5 克,淡竹叶 6 克,地骨皮 30 克,生地黄 12 克,羚羊角粉 0.6 克(分吞),钩藤 12 克,杭白芍 15 克,清炙草 4.5 克,赤茯苓 12 克。

[主治]凡厥阴少阳,风火相煽而见烦渴引饮,口苦目赤,烦郁易怒,眩晕指麻,脉弦劲搏指者,均可运用此法。

水亏火炎证——脏腑干涸,龙雷浮越

[证候]烦渴引饮,饮不解渴,随饮小便,虚烦不寐,寐有寝汗,心悸阵作,烘热面赤,腑气艰行,舌鲜赤少苔,或苔有剥裂,脉细数。

[治则治法]育阴潜阳,泻南补北。

[处方]方取黄连阿胶汤、三甲复脉汤、坎炁潜龙汤三方化裁。

小川连 3 克,陈阿胶 9 克(烊冲),大生地 12 克,炙龟甲 18 克(先煎),生牡蛎 18 克(先煎),杭白芍 15 克,京玄参 9 克,原麦冬 9 克,东白薇 15 克,珍珠母 30 克(先煎),苍龙齿 18 克(先煎)。

[主治]凡脏真干涸,虚焰上浮,症见烦渴引饮,虚烦不寐,寐有寝汗,烘热心悸,舌鲜赤剥裂,脉细数者,皆可运用此法。

阴虚阳亢证——肝肾俱亏,风阳掀扰

[证候]两目干涩,视瞻昏渺,眩晕耳鸣,甚或头痛,火

升面赤,舌红少苔,脉象弦滑。

[治则治法]疏养肝肾,息风潜阳。

[处方]方取羚羊钩藤汤、珍珠母丸复合。

羚羊角粉 0.8 克(分吞),霜桑叶 9 克,京川贝 6 克,珍珠母 30 克(先煎),苍龙齿 18 克(先煎),钩藤 12 克,滁菊花 9 克,生地黄 12 克,熟地黄 15 克,西洋参(另煎)9 克,炒枣仁(研)12 克,柏子仁(研)12 克,茯神 12 克,杭白芍 15 克,生甘草 5 克,淡竹茹 6 克。

[主治]凡燥热久羁,耗伤肝肾精血,风阳上亢而见眩晕耳鸣,烘热头痛,目糊干涩,舌红少苔,脉象弦滑者,均可运用此法。

肺肾阴亏证——燥热久羁,肺肾阴伤

[证候]腰膝酸软,小溲频多,目糊耳鸣,口干便难,神情委顿,面色萎黄,口干少津,舌红少苔或有裂,脉细数,两尺不足。

[治则治法]滋阴润肺,金水相生。

[处方]方取八仙长寿丸、乌龙汤复合。

原麦冬 9 克,北五味 3 克(打),炙龟甲 18 克(先煎),大生地 18 克,山茱萸 15 克,天冬 9 克,南沙参 12 克,女贞子 15 克,生怀山药 12 克,云茯苓 12 克,料豆衣 9 克,蛤粉 12 克(包),泽泻 12 克,车前子 9 克(包)。

[主治]凡燥热伤肺,母病及子而见口干舌燥,烦渴引饮,腰膝酸楚,耳鸣目糊,阳事委顿,寐有寝汗,舌红少苔,脉

濡细,两尺不应者,皆可应用此法。

阴阳并损证——脏真不足,阴虚及阳

[证候] 小溲频多,入夜尤甚,形神困顿,形寒肢冷,足跗浮肿,面色㿠白。舌淡胖,苔薄滑,脉沉细,两尺不足。

[治则治法] 从阴引阳,从阳引阴。

[处方] 方取三因鹿茸丸化裁。

太子参 30 克,原麦冬 9 克,北五味 3 克(打),生黄芪 30 克,大生地 12 克,山茱萸 9 克,京玄参 9 克,鹿茸 9 克(另煎),补骨脂 12 克,淡苁蓉 9 克,云茯苓 12 克,怀牛膝 12 克,地骨皮 30 克,鸡内金 9 克。

[主治] 凡消证延久,阴损及阳,症见饮一溲一,足跗漫肿,形寒肢冷,舌胖大,苔白滑,脉沉细者,皆可选用此法。

瘀阻脉络证——津亏气耗,血行仄涩

[证候] 渴不欲饮,或胸膺窒痛,或足趾痛不可忍,昼轻夜剧,舌边有紫斑,或上罩紫气,脉细涩或小弦。

[治则治法] 养血活血,疏浚脉络。

[处方] 方取旋覆花汤、血府逐瘀汤复合。

旋覆花 4.5 克(包),泽兰叶 15 克,杜红花 6 克,桃仁 12 克,大生地 12 克,当归身 9 克,杭白芍 15 克,大川芎 4.5 克,柴胡 4.5 克,炒枳壳 4.5 克,桔梗 9 克,怀牛膝 12 克。

[主治] 凡燥伤津液,津不载血,脉络瘀阻,症见胸膺肩胛间痛,两臂内痛,或趺阳脉伏,足趾紫黑,入夜痛剧,舌有

紫斑,脉现涩象者,皆可选用此法。

常用的降糖中草药

近年来,经过广大科学工作者的反复实验研究。具有降糖活性的中药,日益增多,按其原动植物的科属分类,有桑科、豆科、伞形科、百合科、葫芦科、泽泻科等40余种;从药物的效用分类,则有解表药、清热药、芳香化湿药、活血祛瘀药等17类;若按降糖活性成分的化学结构区分,则有萜类、胰岛素、肽、氨基酸类、黄酮类等8大类。

以下列举了一些常用的目前临床广泛使用的降糖草药。

天花粉

[**性味归经**] 味甘、微苦、酸,性微寒。归肺经、胃经。

[**功效**] 清热,生津,止渴,润燥,排脓,消肿。

[**实验研究**] 栝楼根中含有糖类化合物,有明显的免疫调节作用.能增强免疫活性,具有显著的抗肿瘤和细胞毒活性,多糖主要由葡萄糖、半乳糖、果糖、甘露醇、木糖和少量蛋白质组成;尚含有微量元素锰。多年研究证明,天花粉的降血糖有效成分是一种糖蛋白,属于植物凝集素类化合物,故称为天花粉凝集素。体外试验证明有抗脂肪分解以及促进脂肪合成与胰岛素样作用。

葛根

[**性味归经**] 味甘、辛,性平。归脾经、胃经。

[**功效**] 解肌退热,透疹发汗,生津止渴,升阳止泻。

[**实验研究**] 葛根含葛根素、葛根素木糖苷、大豆黄酮、PG-1、PG-3 等 20 余种异黄酮类成分。采收时间以 1 月底至 2 月初总黄酮和异黄酮含量最高,加工之后带皮粉葛比去皮粉葛黄酮含量要高。葛根对家兔有降血糖作用,与含葛根素、大豆黄酮有关。

黄连

[**性味归经**] 味大苦,性大寒。归心经、肝经、胆经、胃经、大肠经。

[**功效**] 清热燥湿、泻火解毒。

[**实验研究**] 黄连含小檗碱,尚含有多种微量元素。小檗碱有降低血糖作用,其降糖机制为:促进 β 细胞再生及功能恢复,抑制肝糖原异生和促进外围组织对葡萄糖的酵解;对抗升糖激素的作用。

黄柏

[**性味归经**] 味苦,性寒。归肾经、膀胱经、大肠经。

[**功效**] 清热燥湿,泻火解毒。

[**实验研究**] 黄柏主含小檗碱,还含黄柏碱、木兰碱、掌叶防己碱等生物碱,以及黄柏酮、黄柏内酯、黄柏酮酸、β-谷留醇、豆留醇、茶油留醇和多糖。小檗碱对 2 型糖尿病患者及实验性糖尿病动物均有明显降低血糖的效果,使临床症状基本消失,血清胰岛素水平上升。通过动物实验观察表明,小檗碱有促进 β 细胞修复的作用。

生地黄

[**性味归经**] 味甘、微苦,性凉。归心经、肝经、肾经。

[**功效**] 滋阴清热,凉血止血。

[**实验研究**] 六味地黄汤及怀庆地黄提取物对大鼠及小鼠的四氧嘧啶性糖尿病有降血糖作用。地黄苷天对自发性糖尿病小鼠显示降糖活性,地黄煎剂、浸剂或醇浸膏给家兔灌胃或注射后,能降低正常血糖和由肾上腺素、氯化胺引起的高血糖。

地骨皮

[**性味归经**] 味甘,性寒。归肺经、肾经。

[**功效**] 清虚热,泻肺火。

[**实验研究**] 地骨皮煎剂或提取物使血糖显著而持久地降低,其降血糖作用由于含有胍的衍生物。

人参

[**性味归经**] 味甘、微苦,性微温。归肺经、脾经。

[**功效**] 大补元气,补脾健脾,生津止渴,安神益智。

[**实验研究**] 人参对糖代谢有双向调节作用,既能使葡萄糖导致的高血糖症的血糖降低,又可使胰岛素引起的低血糖症的血糖升高。皂苷为人参生理活性的物质基础,原人参二醇和原人参三醇是人参皂苷中的原存在形式。实验显示,人参皂苷不仅有降血糖作用,人参皂苷 Rh_2 还抑制糖原异生与分解,能降低大鼠肝中 6 -磷酸葡萄糖磷酸酯酶的活性。人参皂苷 Rb_2 降血糖活性可能是利用增高糖酵解酶与减低糖原异生酶的活性水平所引起。近年来研究证明,

人参多糖是主要的降血糖活性成分。

黄芪

[**性味归经**] 味甘,性微温。归肺经、脾经。

[**功效**] 益气固表,利水消肿,托毒生肌。

[**实验研究**] 蒙古黄芪中含皂苷类:黄芪皂苷（Ⅰ、Ⅱ、Ⅳ）及胡萝卜苷。尚含天冬酰胺、刀豆氨酸等 21 种氨基酸;铁、锰、锌、铷等 14 种微量元素;黄芪多糖（Ⅰ、Ⅱ、Ⅲ）及葡聚糖 AG-1、AG-2 和杂多糖 AH-1、AH-2。黄芪多糖组分 Aps-G,具有双向调节血糖的作用。

山药

[**性味归经**] 味甘,性平。归脾经、肺经、肾经。

[**功效**] 补脾胃,益肺肾。

[**实验研究**] 山药的根托中分离到 6 种降血糖多糖出 A、B、C、D、E、F,以 30、100 毫克/千克腹腔注射,对正常小鼠均有降血糖活性,其中以 C、D 活性最为显著。山药根托中分离到的山药黏液质 B 也具有明显的降血糖活性。

黄精

[**性味归经**] 味甘,性平。归肺经、脾经、肾经。

[**功效**] 补肺益气,润肺生津,补肾填精。

[**实验研究**] 含烟酸、黏液质、醌类、淀粉和糖分,含有锌、铜、镁、锰等微量元素。对肾上腺素引起的血糖过高,呈显著抑制作用。黄精的甲醇提取物给正常小鼠及以链脲霉素诱发的糖尿病小鼠腹腔注射,4 小时后能使血糖下降,并能较强地抑制肾上腺素诱发的高血糖小鼠的血糖水平,有

研究者认为,甲醇提取物具有抑制肝糖酵解的功能。

糖尿病的食疗

饮食是人类赖以生存和繁衍生息的源泉。它提供了人类生命运动的热能、碳水化合物、脂肪和蛋白质。动物蛋白质保证了组织细胞修复和抗体产生必需的各种氨基酸和脂溶性维生素及人体必需的微量元素;蔬菜、水果补充了人体水分和水溶性维生素的消耗,还是微量元素和宏量元素的重要来源;谷类不仅提供了人体的主要热能,还含有蛋白质、矿物质和维生素……

应该说,饮食是随着人类的进化不断地演化和完善的。在中国医学的发生发展过程中,曾经经历药食同源的初始阶段,至今不难窥见这样的历史痕迹。如今人常用的中药豆豉、葱白、生姜、肉桂、蜀椒等,同时也是庖厨中惯用的佐料;而百合、莲子、山药、羊肉等既是食物,又是药物。先秦时期,食养在中医治疗学中曾占有重要地位。《素问·藏气法时论》曰:"辛散、酸收、甘缓、苦坚、咸软。毒药攻邪,五谷为养,五果为助,五畜为益,五菜为充。"先秦时期提出的饮食结构合理搭配正是今天糖尿病患者饮食控制的准则。唐代孙思邈《千金食治》、陈士良《食性本草》、昝殷《食医心镜》,元代忽思慧《饮膳正要》,明代宁源《食鉴本草》、汪颖《食物本草》、李时珍《本草纲目》,清代王士雄《随息居饮食谱》,总结了历代食治的丰富内涵,为今日研究糖尿病及其并发症食疗提供了借鉴和参考。

降糖食物

中医治疗历来讲究食疗,药食结合既可减少药物的不良反应,又能提高治疗效果。"药补不如食补"不仅是医学界,也是广大民众的共识。

苦瓜

[**别名**]凉瓜、癞瓜、锦荔枝。

[**性味归经**]味苦,性寒,无毒。归心经、脾经、胃三经。

[**功效主治**]清热祛暑,明目解毒,利尿凉血,主治热病烦渴,中暑丹毒,目赤痈肿,痢疾,少尿等病症。

[**降糖机制**]苦瓜的新鲜汁液,含有苦瓜苷和类似胰岛素的物质,具有良好的降血糖作用,是糖尿病患者的理想食品。

[**注意事项**]苦瓜性凉,脾胃虚寒者不宜食用。

葛根

[**别名**]野葛、粉葛、鹿藿、黄斤、葛藤、野扁葛。

[**性味归经**]味甘,性凉。归脾经、胃经。

[**功效主治**]解肌发表,辛凉透疹,退热生津,止渴止泻,升举阳气。主治风热外感,发热口渴,头项强痛,麻疹初起,疹出不畅,温病,消渴病,泄泻,痢疾,高血压病,冠心病等病症。

[**降糖机制**] 葛根所含的葛根素有明显的降低血糖的作用；黄酮类化合物有降血脂作用，能降低血清胆固醇，降低三酰甘油，用于治疗高血糖、高血脂有显著疗效。

[**注意事项**] 葛粉易回潮，需密封保存，若有霉变则不可食用。

山药

[**别名**] 薯蓣、薯药、山芋、玉涎。

[**性味归经**] 味甘，性平。归肺经、脾经、肾经。

[**功效主治**] 健脾补肺，固肾益精，聪耳明目，助五脏，强筋骨，长志安神，延年益寿。主治脾胃虚弱，倦怠无力，食欲缺乏，久泄久痢，肺气虚燥，痰喘咳嗽，肾气亏耗，固摄无权，腰膝酸软，下肢痿弱，消渴尿频，遗精早泄，带下白浊，皮肤赤肿，肥胖等病症。

[**降糖机制**] 山药含有的黏液蛋白，有降低血糖的作用，可用于治疗糖尿病，是糖尿病患者的食疗佳品。

[**注意事项**] 鲜品多用于虚劳咳嗽及消渴病，炒熟食用治脾胃、肾气亏虚；便秘腹胀者不宜食。

南瓜

[**别名**] 倭瓜、麦瓜、饭瓜。

[**性味归经**] 味甘，性温，无毒。归脾经、胃经。

[**功效主治**] 补中益气，解毒杀虫，降糖止渴。主治久病气虚，脾胃虚弱，气短倦怠，便溏，糖尿病，蛔虫等病症。

[**降糖机制**] 南瓜含有丰富的钴，在各类蔬菜中含钴量居首位。钴能活跃人体的新陈代谢，促进造血功能，并参与

人体内维生素 B_{12} 的合成,是人体胰岛细胞所必需的微量元素,对防治糖尿病、降低血糖有特殊的疗效。

[**注意事项**] 南瓜性温,素体胃热炽盛者少食;南瓜性偏雍滞,气滞中满者,慎食。

洋葱

[**别名**] 葱头、玉葱、圆葱、胡葱。

[**性味归经**] 味辛,性温。归心经、脾经、胃经。

[**功效主治**] 发散风寒,温中通阳,消食化肉,提神健体,散瘀解毒。主治外感风寒无汗、鼻塞,食积纳呆,宿食不消,高血压,高血脂,腹泻痢疾等症。

[**降糖机制**] 洋葱有一定的提神作用,它能帮助细胞更好地利用葡萄糖,同时降低血糖,供给脑细胞热量,是糖尿病、神志委顿患者的食疗佳品。

[**注意事项**] 洋葱辛温,热病患者慎食;洋葱所含香辣味对眼睛有刺激作用,患有眼疾时,不宜切洋葱。

黄瓜

[**别名**] 青瓜、胡瓜、刺瓜、王瓜。

[**性味归经**] 味甘,性凉。归肺经、胃经、大肠经。

[**功效主治**] 清热利水,解毒消肿,生津止渴。主治身热烦渴,咽喉肿痛,风热眼疾,湿热黄疸,小便不利等病症。

[**降糖机制**] 黄瓜中所含的葡萄糖苷、果糖等不参与通常的糖代谢,故糖尿病患者以黄瓜代淀粉类食物充饥,血糖非但不会升高,甚至会降低。

[**注意事项**] 黄瓜性凉,胃寒患者食之易致腹痛泄泻。

冬瓜

[**别名**]白瓜、枕瓜、水芝、地芝。

[**性味归经**]味甘、淡,性微寒,无毒。归脾经、胃经、大肠经、小肠经。

[**功效主治**]清热利水,生津止渴,润肺化痰,解暑。主治水肿、脚气、胀满、喘咳、暑热烦闷、疮疡痛肿等病症。

番石榴

[**别名**]番桃、金粟、天浆、鸡矢果。

[**性味归经**]味甘、涩,性平,无毒。归脾经、肾经、大肠经。

[**功效主治**]生津止渴,收涩止泻,止血,止咳,消炎,燥湿。主要用于腹泻,痢疾,胃痛,刀伤出血及糖尿病、高血脂等。

[**降糖机制**]番石榴的降糖成分单黄酮苷有明显促进靶细胞胰岛素受体结合的作用。

[**注意事项**]实热积滞及便秘者忌食。

降糖菜谱

治疗糖尿病,良好的血糖控制是基础,因此,饮食治疗是基础治疗,长期坚持饮食控制,在此基础上运用食物疗法是治疗糖尿病的重要方法之一。食疗在我国具有悠久的历史。中医常用山药、南瓜、苦瓜、冬瓜,以及海参、玉米须蚌肉汤、山药南瓜粥、沙参玉竹煲老鸭等。

➲ 苦瓜

鲜苦瓜:每餐 100 克,或以鲜苦瓜去瓤切片,煎水服用。每天 3 次。或将苦瓜制成干粉,每次服 10 克,每天 3 次,温开水送服。

苦瓜蚌肉汤:苦瓜 250 克,蚌肉 100 克。活蚌用清水养 2 天除泥味后取肉,同苦瓜煮汤;以盐油调味。喝汤吃苦瓜和蚌肉。食用天数酌情而定,适用于上消证,养阴清热,润燥止渴。

凉拌苦瓜:鲜苦瓜 100 克。用鲜苦瓜,去皮洗净,再用凉开水冲洗一下,切成薄片,用适量麻油或橄榄油调拌。

苦瓜茶饮:鲜苦瓜 1 个,绿茶适量,温水冲泡。适用于轻型糖尿病患者。

➲ 南瓜

南瓜粉:早、晚各服用 100 克。

炒食嫩青南瓜:每天 1 个。连服多日或每天 2 次。

羊肉煲南瓜:羊肉 500 克,南瓜 500 克。羊肉切碎文火煮至半熟,再放南瓜块同煮至熟。温食。每天 2 次,每次 50 克。

➲ 菠菜

鲜菠菜根干鸡内金汁:鲜菠菜根 100 克,干鸡内金 15 克。水煎饮服,每天 2～3 次。

菠菜根粥:鲜菠菜根 250 克,鸡内金 10 克,粳米适量。

菠菜根洗净切碎,与鸡内金加水适量煮半小时,再加入粳米煮成稀粥。每天 1 次,顿服。

菠菜根洋生姜汁:鲜菠菜根 120 克,洋生姜 30 克。共煎汁服。每天 2 次。

菠菜淮山粥:鲜菠菜根 200 克,鸡内金 10 克,淮山药 30 克,粳米 60 克,同煮粥服用,每天 1 次。

菠菜银耳汤:菠菜根 100 克,银耳 1 克,水煎服,每天 2 次。

芹菜

芹菜汁:用鲜芹菜 500 克,洗净捣烂挤汁,每天 2 次分服。要连用 3 个月以上才有效。

芹菜粥:新鲜芹菜 60 克,粳米 50～100 克,将芹菜洗净,切碎,与粳米入砂锅内,加水 600 克左右,同煮为菜粥。每天早晚餐时,温热食。可固肾利尿,清热平肝。

冬瓜

鲜冬瓜:冬瓜 120 克,鲜番薯叶 60 克。共切碎炖熟服食。每天 1 剂。

冬瓜粥:新鲜连皮冬瓜 80～100 克,粳米适量。冬瓜切片和米共煮为粥。每天 2 次。10～15 天为 1 个疗程。

冬瓜饮:冬瓜去皮埋在湿地中,1 个月后取出破开取内汁饮。

冬瓜麦冬黄连饮:冬瓜子、麦冬、黄连各 100 克。加水煎饮。

冬瓜瓤饮：冬瓜白瓤加水煎汁饮。

冬瓜猪肾煲：冬瓜 500 克,猪肾 1～2 个,薏米 15 克,怀山药 15 克,葱、姜少许。冬瓜切片,与薏米、葱、姜放入鸡汤内煮 40 分钟,再入怀山药、猪肾,再煮 20 分钟即可。

冬瓜麦冬饮：冬瓜干、麦冬各 30～60 克,黄连 9 克。水煎服。

猪胰

猪胰怀山汤：取猪胰 1 个,怀山药 30 克,炖汤常食之,专治糖尿病病程较长者。

猪胰玉米须粥：猪胰 1 具(洗净),玉米须 30 克,精盐、味精各适量。先将猪胰洗净,切成小块,与玉米须同入砂锅,加水适量炖煮,待猪胰熟烂后,加入适量精盐、味精调味即成。可滋阴润燥止渴。每天 1 剂,饮汤食胰,10 天为 1 个疗程。适用于糖尿病口干口渴者。

猪胰乌鸡膏粥：猪胰 1 具,乌鸡膏 30 克,粳米 100 克,葱、姜、盐适量。猪胰洗净切片,再将粳米煮粥,然后加入猪胰片、乌鸡膏或油,最后加入葱、姜、盐稍煮即可食用。空腹服食。

猪胰煲山药：猪胰 1 具,山药 60 克,食盐少许。共煮为汤。加食盐少许调味食用。每天 1～2 次。

猪胰淡菜汤：猪胰 1 条,淡菜 50 克,先洗净淡菜,清水浸泡 20 分钟,然后放锅内煲汤,煮沸 20 分钟后,加入洗净切段猪胰同煮至熟透,加盐油、味精调味服食。

猪胰汤:猪胰1个,黄芪60克,山药60克,水煎汤,食猪胰,饮汤。适用于各型糖尿病。

兔

兔骨汁:兔骨与大麦苗煮汁服。

兔肉汤:兔肉200克,山药15克,天花粉10克。煎汤至肉熟,食肉饮汁,每天1次。

萝卜

萝卜粥:鲜萝卜50克,切成小片,与粳米200克煮成粥。随意服食。

萝卜汁:红皮白肉萝卜捣烂榨汁,每次服100~150毫升,早、晚各1次。7天为1个疗程,连服3~4个疗程。治轻型糖尿病。

鲜萝卜炖鲍鱼:鲜萝卜500克,干鲍鱼50克。将萝卜洗净切片,同鲍鱼煮熟食用。每天2次服或隔日服食,连服15~20天。

萝卜粥:新鲜白萝卜适量,粳米50克,煮粥服用,适用于糖尿病痰气互结者。

玉米

玉米须蚌肉汤:玉米须15克,怀山药100克,鲜蚌肉150克,生姜、去核红枣少许。将以上配料洗净,放入砂锅内,加清水适量,武火煮沸后,文火煮 2 小时,加调味品即可。功效:生津止渴,利水消肿。分 1～2 次,饮汤吃蚌肉。

玉米冬瓜粥:玉米 100 克,冬瓜(连皮)250 克,鸡肉 130 克,姜、葱少许。以上配料分别洗净,冬瓜切片,鸡肉切块,姜切丝、葱切小段。将玉米、冬瓜、鸡肉同入砂锅,加入适量,先武火煮沸,后文火煮约 1 小时,至玉米、鸡熟烂为止,放入姜、葱,调味即成。功效:滋养肺肾,利水降浊。分 1 或 2 次,早、晚温热服食。

玉米须炖龟:乌龟 1～2 只洗净,除去内脏、头、爪与玉米须 60～120 克(干品减半),文火熬煮,饮汤吃肉。或用独味玉米须 50 克,加水煎服。每天 1 剂,分 2 次服,10 天为 1 个疗程。适用于一般糖尿病患者。

玉米须饮:玉米须鲜品 30 克(干品 15 克)。将玉米须洗净,入锅,加水 3 碗,煮沸 15 分钟即可。喝汤,代茶水饮服。每天 1 剂,分多次喝完。经常服用有效。

🌀 山药

山药粥:干山药 15 克,小米 50 克煮粥,适合各型糖尿病长期食用。

怀山药小麦粥:怀山药、小麦各 100 克,粳米 100 克。把全部用料洗净,放入瓦罐内,加清水适量,武火煮沸后,文火煮至小麦熟烂为止。可养心阴,止烦渴。每天早晚分食。

生山药粥:生山药 60 克,粳米 50 克,先煮米为粥,山药为糊、酥油蜜炒合凝,用匙揉碎,放入粥内食用。适用于糖尿病脾肾气虚,腰酸乏力,大便溏泄者。

山药鸽肉玉竹汤:山药 30 克,白鸽 1 只,玉竹 20 克,共煮熟食肉饮汤,适用于阴虚型糖尿病。

生山药知母汁:生山药粉 30 克,天花粉 15 克,知母 15 克,生鸡内金粉 10 克,五味子 10 克,葛根粉 10 克,先将知母、五味子加水 500 毫升,煎汁 300 毫升,去渣,再将山药粉、葛粉、天花粉、鸡内金粉冷水调糊,趁药液沸滚时倒入搅拌为羹。每次服 100 毫升,每天 3 次;用于尿频、下肢水肿、清热降火等。

首乌黄芪山药饮:怀山药、肥玉竹各 18 克,何首乌、黄芪、天花粉各 9 克。水煎服。每天 2 次。服药期间一日三餐可用绿豆粉丝代替饭食。口渴甚加石膏 30 克。舌红加黄连 3 克。小便多加菟丝子 9 克。

枸杞

枸杞子蒸鸡:枸杞子 15 克,老母鸡 1 只,加料酒、姜、葱、调料,共煮熟食枸杞子、鸡肉并饮汤,适用于糖尿病肾气虚弱者。

枸杞炖兔肉:枸杞子 20 克,兔肉 250 克,植物油 2 匙,酱油 2 匙,姜 2 片,葱白 2 段,食盐、味精、水各适量。制法:① 将兔肉洗净,切片,放入开水锅中一下,捞起,沥去水,待用;② 将枸杞子洗净,用洁净的白纱布包好,待用;③ 炒锅上火,下油,油热后放入生姜、葱段煸香,放入兔肉,翻炒几下,加酱油、盐、水适量,烧开后改用文火,加入枸杞子(包)共煮,至兔肉熟烂,加入味精少许即可。兔肉能补中益气,止渴健脾,凉血解毒,它与能滋补肝肾的枸杞子为伍,功力尤佳。此方不但对糖尿病患者是食疗佳品,且对高血压等症也适用。

枸杞粥:枸杞子30克,糯米100克,煮粥。适宜于老年性糖尿病患者食之。腹泻者暂停服用。

⟳ 天花粉

天花粉山药粥:天花粉、干山药片各15克,洗净打碎,与粳米30克一起加水3大碗煮20分钟关火,后加蜂蜜半匙拌匀。每天2次,每次1碗。适用于气阴两虚型,倦怠口干者。

天花粉糊:生地15克,余甘子30克,天花粉9克,生鸡内金粉6克,荔枝肉6只。用生地、余甘子、荔枝肉加水煎汁1 000毫升,取150毫升,天花粉3克,生鸡内金粉2克调成糊状,每天3次口服。余汁代茶频饮。天花粉性寒,清热生津;生鸡金性平,消食积,缩小便;生地性凉,补肾养阴;余甘子性寒,清热除渴;荔枝性平,止烦渴。提示:生地、余甘子具有较好的降糖作用,天花粉、鸡内金是古今治消渴的常用药。花粉糊具有滋阴清热,消积生津的功效。适用于多饮多尿的糖尿病患者。

⟳ 地黄

生地黄粥:鲜生地150克,洗净捣烂取汁,先煮粳米50克为粥,再加入生地汁,稍煮服用。适用于气阴两虚型糖尿病者。

鲜生地露：鲜生地 500 克，切成小块，制露 1 000 克，每服 100 克，具有滋肾养阴，生津止渴作用。适用于一般糖尿病患者。

人参

人参石膏鸡肉汤：人参 15 克，生石膏、粳米各 50 克，鸡肉 100 克。诸味洗净同入瓦锅内，加清水适量，武火煮沸，文火煮 2 小时，调味即成。可清热生津，益气止渴。且常服。服本汤时不宜食用萝卜，以免影响人参之药力。脾胃虚弱、喜热饮畏寒者不宜服。

人参枸杞子酒：人参 20 克，枸杞子 350 克，熟地 100 克，冰糖 400 克，白酒 10 千克。特点：强壮抗老，补阴血，乌须发，壮腰膝，强视力，活血通经。适用于病后体虚及贫血、营养不良、神经衰弱、糖尿病。制作：① 将人参烘烤切片，枸杞子除去杂质，用纱布袋装上扎口备用；② 冰糖放入锅中，用适量水加热溶化至沸，炼至色黄时，趁热用纱布过滤去渣备用；③ 白酒装入酒坛内，将装有人参、枸杞子的布袋放入酒中，加盖密封浸泡 10～15 天，每天搅拌 1 次，泡至药味尽淡，取出药袋，用细布滤除沉淀物，加入冰糖搅匀，再静置过滤，澄明即成。

其他食疗方

天冬粥：天冬 15～20 克，粳米 50～100 克。先煎天冬取浓汁去渣,入粳米煮粥。每天 3 次,6 天为 1 个疗程。养阴清肺,生津止渴。

糯米桑皮汤:爆糯米花 30 克,桑白皮 30 克,水煎服。适用于糖尿病口渴多饮者。

野蔷薇:根皮 24 克。水煎服,连服 2 次。适用于小儿糖尿病。

黑芝麻黑豆粥:黑芝麻 500 克,黑豆 500 克混合加工。每天取 100 克与玉米粉 50 克做成粥,适合各种糖尿病。

双瓜皮花粉汤:西瓜皮、冬瓜皮各 15 克,天花粉 12 克,水煎服。每天 2 次,有清热祛湿利水之效。适用于糖尿病口渴、尿浊者。

姜盐茶汤:鲜生姜 2 片,食盐 4.5 克,绿茶 6 克。同煎汤 3 000 毫升,分次食用。具有清热润燥的作用。主治糖尿病。

绿茶炖活鲫鱼:活鲫鱼、绿茶各 100 克。将鱼去肠杂洗净,把绿茶塞入鱼腹内,置盆中上锅清蒸,不加食盐,熟后食用,每天 1 次。适用于各型糖尿病患者。

海参黄芪汤:海参 15 克,黄芪 30 克,天花粉 30 克,茶叶 4 克,煎 30 分钟后吃参喝汤,早晨空腹服,1 次服完,每天 1 次。主治:乏力,口渴,气阴两虚型糖尿病。

蚕茧壳:水煎代茶饮。忌饮茶。主治糖尿病蛋白尿。

糖尿病的各种中医外治法

糖尿病的针刺治疗

针刺作用

针刺治疗糖尿病在中医典籍中早有记载。如《针灸甲乙经》中载："消渴身热、面目黄,意舍主之;消渴嗜饮,承浆主之;消渴,腕骨主之……"之后《医学纲目》、《针灸大成》、《神应经》、《普济方》等医籍都记载了针灸治疗糖尿病的穴位。近几年国内外有关针刺治疗糖尿病的报道日渐增多,关于针刺治疗糖尿病的作用可归纳为以下几个方面。

（1）针刺可使胰岛素水平升高,胰岛素靶细胞受体功能增强,加强胰岛素对糖原的合成代谢及氧化酵解和组织利用的功能,从而起到降低血糖的作用。

（2）针刺后糖尿病人 T_3、T_4 含量下降,表明血液中甲状腺素含量降低,从而减少了对糖代谢的影响,有利于降低血糖。

（3）针刺可使糖尿病人全血比黏度、血浆比黏度等血液流变异常指标下降,这对改善微循环障碍,防止血栓形成,减少糖尿病慢性并发症有重要意义。

（4）针刺能够调整中枢神经系统,从而影响胰岛素、甲状腺素、肾上腺素等分泌,有利于糖代谢紊乱的纠正。

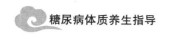

◯ 针灸部位

针刺常用穴位

1）主穴为脾俞、膈俞、胰俞、足三里、三阴交。配穴为肺俞、胃俞、肝俞、中脘、关元、神门、然谷、阴陵泉等。针刺方法以缓慢捻转，中度刺激平补平泻法，每日或隔日一次，每次留针 15～20 分钟，10 次为 1 个疗程。疗程间隔 3～5 日。

2）主穴为脾俞、膈俞、足三里。配穴：多饮烦渴加肺俞、意舍、承浆；多食易饥、便秘加胃俞、丰隆；多尿、腰疼、耳鸣加肾俞、关元、复溜；神倦乏力、少气懒言、腹泻加胃俞、三阴交、阴陵泉等。针刺方法以针刺得气为指标。当患者对针刺有较强反应时，则留针 15 分钟，出针前重复运针 1 次再指压。

上消：少府、心俞、太渊、肺俞、胰俞；中消：内庭、三阴交、脾俞、胰俞、胃俞；下消：太溪、太冲、肝俞、肾俞、胰俞。胰俞为治疗上、中、下三消经验穴。针刺方法为补泻兼施，留针 20～30 分钟，隔日 1 次，10 次为 1 个疗程。

阳经选穴：膈俞、脾俞、足三里。阴经选穴：尺泽、地机、三阴交、中脘、气海。针刺方法，两经穴位配合使用，补泻兼施，留针 20～30 分钟，隔日 1 次，10 次为 1 个疗程。

灸法常用穴位：① 承浆、意舍、关冲、然谷（《普济方》）。② 水沟、承浆、金津、玉液、曲池、劳宫、太冲、行间、商丘、然谷、隐白（《神应经》）。③ 承浆、太溪、支正、阳池、照海、肾俞、小肠俞、手足小指尖（《神灸经论》）。

耳针常用穴位：① 胰、内分泌、肾、三焦、耳迷根、神门、心、肝。针法为轻刺激。每次取 3～5 穴，留针 20 分钟，隔日 1 次，10 次为 1 个疗程。② 主穴为胰、胆、肝、肾、缘中、屏间、交感、下屏尖。配穴为三焦、渴点、饥点。根据主证及辨证分型，每次选穴 5～6 个。针法：捻转法运针 1 分钟，留针 1～2 小时，留针期间每 30 分钟行针 1 次。隔日 1 次，两耳交替，10 次为 1 个疗程。疗效：治疗 25 例，治疗后三多症状减轻，血糖、尿糖均明显下降，经统计学处理有显著差异。

针灸注意事项

唐代孙思邈指出："凡消渴病经百日以上者，不得灸刺，灸刺则于疮上漏脓水不歇，遂成痈疽。"告诫后人，针灸治疗糖尿病时应严格掌握适应证及禁忌证。一般在下列情况下不宜针刺。

（1）糖尿病急性代谢紊乱时如糖尿病酮症酸中毒或糖尿病高渗昏迷时不宜针灸。

（2）糖尿病合并有皮肤感染、溃疡者不宜针灸。

（3）饥饿、疲劳、精神紧张时不宜马上针刺。

（4）糖尿病孕妇不宜针刺。

（5）晕针者不宜针刺。

另外，针刺前要认真检查针具，严格消毒，根据所取部位，让病人尽量采取舒适的体位，针刺应避开血管。针刺的方向、角度、深度，都要适当掌握，以免发生意外事故。

糖尿病的功法治疗

⊙ 松静功

松静功又名放松功,是古代用于修身养性的一种静坐功法。对老年糖尿病患者尤为适宜。共分为六个步骤。

第一步,准备工作:练功的环境应尽可能选择在安静、空气新鲜之处,室内练功,要通风换气,但不要迎着风向,以防感冒;宽衣松带,解除束缚,无论哪种姿势,都须将纽扣、衣带、鞋带或瘦小的衣服等预先解开,使身体舒适,血液循环畅通;安定情绪,精神愉快。练功前需休息20分钟左右,安定心神,若情绪不稳,心情急躁,则杂念纷纭,不易入静,且呼吸不畅。若精神不振,练功则易昏沉入睡,影响疗效。

第二步,摆姿势:姿势端正,易于入静。不论采用哪种姿势,一定要端正,合乎自然。

坐势:应用宽凳子或椅子,高度以使练功者的膝关节弯曲90°为宜,头颈和上身坐直,胸部略向前稍俯,不挺胸,臀部向后微凸出,但背不弯不曲。若是盘膝坐,两手相握或两手重叠向上,贴于小腹前或小腿上,姿势端正后,两目微闭,注视鼻尖,口齿微闭。

卧式:仰躺床上,枕头高低以舒适为度,两手放在身两侧,肘臂放松,手指微曲,放于大腿两侧;或两手交叉相握,轻放小腹上,两腿自然平伸,两脚自然分开,两目微闭,口齿轻闭。

站式：身体自然站立，两膝微屈，两脚平行分开同肩宽。臀稍向下坐，劲合于腰髋部。上身保持端正，腰脊放松，肩肘稍向下沉，但不用力。虚腋、曲肘、两臂自然下垂，稍作外撑，掌心向下，五指分开，微作弯曲，意如轻按水上之浮球。

　　第三步，放松法：放松法是一切功的基本功，主要是消除一切紧张，达到全身肌肉、内脏、血管、神经放松，强调自然舒适，气闭丹田。姿势可采用坐势、站势、卧势等，要求自头上向脚下放松，头部放松，虚灵顶颈（头轻轻顶起之意）；两肩放松，垂肩坠肘；胸部放松内含，腹部放松回收；腰部放松挺直，全身无紧张不适之处，精神放松。

　　第四步，呼吸法：松静功的呼吸法，采用顺呼吸法，吸气时默念"静"字，呼气时默念"松"字，放松得越好，入静就越快，做到呼吸自然柔和，使气沉丹田（脐下 1.5 寸），即练功家所说的"息息归根"，呼吸是练气功主要环节之一，没有呼吸的锻炼，便没有疗效。每次练功练呼吸 20～30 分钟即可，否则练呼吸过多，时间过长，易引起偏差。

　　第五步，静坐法：练完呼吸法之后，接着练静坐法，开始时，杂念较多，思想难于集中，用意守丹田，让杂念自来自消，如仍有杂念，可用听呼吸的方法排除。听，不是听鼻子呼吸的声音，而是将听觉的注意力集中于一呼一吸的下落，至于呼吸的快慢、粗细，深浅都不要去管它，听至杂念完全消失，就是入静了。至于入静的程度因人因病而异，千万不要勉强追求，凡愈赶快入静，反而越静不下来，特别在练功初期,不要要求过高,有些人虽未达到理想的静,但实际上也收到一定疗效。

第六步,收功法:练完气功后,不要急于起来,要以肚脐为中心,用一只手掌心按在肚脐上,另一只手的掌心贴在这只手的手背上,两手同时以肚脐为中心,由内向外,由小圈到大圈缓缓划圈,左转 30 圈,稍停,再由外向内,由大圈到小圈,右转 30 圈,到肚脐处停止收功,然后活动活动身体,也可配合太极拳、八段锦、慢跑等,则收效更大。

➲ 内养功

内养功是气功中静功法的一种。它的特点是通过特定的姿势,呼吸意念的调练,以实现形体松适、呼吸调和、意念恬静等要求,从而达到静心宁神,平衡阴阳,调和气血,疏经活络,协调脏腑,防病祛病的作用。具体步骤如下。

准备工作:同松静功。

姿势:同松静功。

注意事项:在练功时形体和神情应放松,顺乎自然。

闭停式呼吸法:内养功采用闭停式呼吸法,有两种:第一种叫停闭呼吸法:吸—呼—呼—吸……;第二种叫停闭式吸法:吸—呼—停—吸……。如此循环不已,周而复始的进行呼吸锻炼。在呼吸锻炼时要注意以下几点:① 呼吸深长、轻细、均匀是调整呼吸的前提。在整个呼吸中,只有细细地吸,才能深长。呼吸要轻,没有声音;要细微,不能粗糙,不然呼吸将会短促、吃力、不能持久。均匀也很重要。检查呼吸轻细情况,一般用耳朵听,以听不到呼吸声响为合适。② 建立鼻呼鼻吸,气沉丹田。在练呼吸时,要有意识地诱导气体下降的感觉到小腹,不能操之过急,如用劲鼓肚子憋气等,气往往贯不到丹田,膈肌不会下降或下降不深,反而形成胸式呼吸,使练功者易于疲劳,不能坚持锻炼。③ 停闭呼吸法气贯丹田,小腹的膨大,是逐渐练成的,至于膨大的程度,腹肌收缩内凹的深浅,各人不同,不可强求。应逐渐锻炼。

意守丹田: 意守丹田是练好气功的重要环节之一,目的是为了思想集中,排除杂念,使心神易于入静,达到所谓稳定安详的半睡眠状态,以使身体各部的功能恢复正常的生理状态。当练呼吸时就意守呼吸,体会呼吸的柔和自然,舒适平稳,达到意气合一,则易入静。为达到入静目的,常用调息中的数息、随息、止息、观息、静息等方法。数息就是默数呼吸的次数;随息是用意识跟随呼吸;止息是把呼吸若有若无地止于丹田部位;观息即内视呼吸,从鼻孔中细微出入;还息是呼吸全不用意识的方法;静息指呼吸清静缓和,心如清水,清静光明,全无杂念。以上方法中尤以静息法为优。

收功: 同松静气功法。

以上介绍了两种不同气功的练法,均适用于无严重并发症患者,尤其松静功对糖尿病伴有高血压、冠心病者也较适用,若糖尿病伴冠心病者不宜采用内养功。

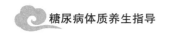

糖尿病的穴位保健方法

⊙ 穴位按压

取卧位或坐位,在全身放松的前提下,用拇指、示指或中指末节指腹按压于穴位处,带动皮下组织作环形揉动,手法由轻到重逐渐用力,以患者感到酸麻沉胀为宜,每穴按揉3～5分钟,注意操作时手法应均匀柔和持久,勿用暴力。

取穴要点中的骨度分寸法均以受术者本人的身材为依据。常用穴位如下。

肺俞

[定位]在背部,当第3胸椎棘突下,旁开1.5寸。

[取穴要点]颈后部正中最突出的骨性标志为第7颈椎棘突,向下依次数至第3胸椎棘突,肩胛骨内缘至后正中间线为3寸。

脾俞

[定位]在背部,当第11胸椎棘突下,旁开1.5寸。

[取穴要点]颈后部正中最突出的骨性标志为第7颈椎棘突,向下依次数至第11胸椎棘突,肩胛骨内缘至后正中间线为3寸。

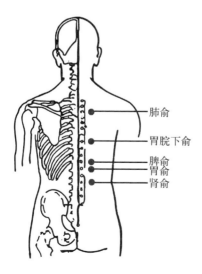

肺俞
胃脘下俞
脾俞
胃俞
肾俞

胃俞

[**定位**] 在背部,当第 12 胸椎棘突下,旁开 1.5 寸。

[**取穴要点**] 颈后部正中最突出的骨性标志为第 7 颈椎棘突,向下依次数至第 12 胸椎棘突,肩胛骨内缘至后正中间线为 3 寸。

肾俞

[**定位**] 在背部,当第 2 腰椎棘突下,旁开 1.5 寸。

[**取穴要点**] 两侧髂嵴最高点的连线平对第 4 腰椎棘突,向上依次数至第 2 腰椎棘突,肩胛骨内缘至后正中间线为 3 寸。

胃脘下俞

[**定位**] 在背部,当第 8 胸椎棘突下,旁开 1.5 寸。

[**取穴要点**] 颈后部正中最突出的骨性标志为第 7 颈椎棘突,向下依次数至第 8 胸椎棘突,肩胛骨内缘至后正中间线为 3 寸。

耳穴疗法

取穴

[**主穴**] 糖尿病点、胰、胆、耳中、内分泌、丘脑、脑垂体、三焦、消化系统皮质下。

[**配穴**] 口渴:加取渴点;易饿:加取饥点;多尿:加取膀胱、尿道;皮肤瘙痒:加取过敏区、相应部位点刺放血;四肢麻木:加取枕小神经点、耳大神经点、相应部位。

治法:主穴每次取 3～4 穴,配穴取 1～2 穴。将王不留行或磁珠 1 粒,置于 0.7 厘米×0.7 厘米小方胶布上。在选定耳穴上寻得敏感点后,即贴敷其上,用食、拇指捻压至酸沉麻木或疼痛为得气,此后每日自行按压3次,以有上述感觉为宜。每次贴一侧耳,两耳交替。每周贴敷2次,10次为1个疗程。疗程间隔5～7天。

> 穴位敷贴

取穴:涌泉。

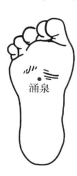

治法:可采用玄参、山药、黄芪、葛根、天花粉、地骨皮、地黄、黄连等药物一同研为细末,放入密封的瓶中。每次取1克,分为2份,以水调和,采用具有相关治疗作用的穴位敷贴敷于双足底的涌泉穴上,用胶布固定。每天换药1次,10天为1个疗程。敷贴后加以按摩,疗效更佳。(使用时慎防皮肤过敏及破溃)

糖尿病手法按摩

> 三消疗法

上消:取仰卧位,家属或操作者用拇指指腹端按揉廉泉穴、太渊穴各2分钟;再改为俯卧位,按揉肺俞穴2分钟。

中消:取俯卧位,家属或操作者用拇指指腹端按揉胃俞、脾俞、三阴交穴各1分钟。

下消:取仰卧位,家属或操作者用拇指指腹端按揉太溪、然谷、行间穴各2分钟。

背腰部操作

家属或操作者用推法推督脉 4 次,推脊柱两侧膀胱经第 1 侧线 4 次,第 2 侧线 4 次,约 4 分钟;重点按揉胰俞和局部阿是穴(痛点),同时按揉腰部中线两侧,每处约 2 分钟;用擦法直擦背膀胱经第一侧线,横擦腰部以透热为度。

胁腹部操作

用拇指按揉中脘、梁门、气海、关元,每穴约 2 分钟,掌振神阙穴约 2 分钟,用掌平推法直推上腹部、小腹部约 4 分钟,擦两胁肋部,以透热为度。

四肢部操作

以指揉曲池 1 分钟,点按三阴穴(内踝上 3 寸)2 分钟,用力均以酸胀为度。用拿法拿上臂、下肢 4 次,用揉捏法施于上臂、下肢 4 次,用擦法擦涌泉穴以透热为度,以拍法、击打法结束。

糖尿病的中医护理

情志调护

糖尿病是一种与情感应激相关的躯体疾病,其发生、发展及转归与情感应激反应有密切关系,所以,糖尿病患者在平时要力戒不良情感应激反应,忌大悲、大喜,更不能恼怒、发脾气。家属应给予充分关心,加强沟通,耐心倾听,使其解除恐惧、忧虑情绪,维持心理健康,以良好的心态配合治疗。

生活起居护理

⊃ 睡眠

睡眠是一种保护性抑制,是人体恢复健康、养精蓄锐的重要方式,糖尿病患者一定要保证每日有充足的睡眠休息时间,按时作息,有规律地安排每日的生活起居。

⊃ 足浴

足浴是指每晚临睡前坚持用热温水泡脚,医学上称足浴疗法,对防治糖尿病足有非常重要的意义,大家知道,糖尿病足是糖尿病患者在病程中晚期因末梢神经病变、下肢动脉供血不足及细菌感染等多种因素引起的足部疼痛、皮肤溃疡甚至肢端坏疽等病变,一旦并发糖尿病足非常痛苦,也难以治疗,而经常进行足浴治疗能使足部温度升高,促进局部毛细血管扩张,减少酸性代谢产物在足部的积累,加速血液循环,消除疲劳,同时对四肢末梢神经系统产生一种良性温和的刺激,有利于防治肢端末梢神经病变。

⊃ 避免劳累

中医认为糖尿病多为虚损性疾病,病人体质下降,因此，日常生活工作中千万要注意避免劳累，避免熬夜。

饮食护理

　　糖尿病患者饮食应该是平衡膳食，所含的营养成分要全面，比例要适当，要求食用低盐、低热能和低脂肪食物，限制淀粉的摄入量，可将主食粳米、白面改为适当吃些粗粮，如荞麦、玉米、小米等，严格禁止饮酒吸烟及各种甜食，须控制肥甘油腻食物的摄入，如动物油脂、动物内脏、蟹黄、油炸煎烤之品等，饮食宜清淡，富含粗纤维（达60％以上即可刺激胰岛素分泌，又可以降低血脂和润滑通便，减缓糖分吸收），对糖尿病的康复非常重要。

运动护理

◎ 运动锻炼的方式

　　以有氧运动为主，如散步、慢跑、骑自行车、做广播操、太极拳、球类活动等，其中步行活动安全，容易坚持，可作为首选的锻炼方式。

◎ 运动的注意事项

　　运动不宜在空腹时进行，应在相对固定饮食及日常活动前提下辅以运动疗法，以防止低血糖发生；运动中需注意补充水分，随身携带糖果，当出现低血糖反应时，及时食用；

此外,还应嘱糖尿病患者外出时随身携带病历卡,注明姓名、病名、住址、联系人姓名及电话等,以防发生意外时提供方便,便于及时救治。

用药护理

合理用药是控制血糖的有效方法。应指导患者严格按照医嘱使用降糖药,注意药物不良反应、配伍禁忌及作用机制。降糖药的用药时间对血糖控制有重要意义,如磺脲类药物宜在饭前 30 分钟服用,双胍类药物应于进餐时或进餐后服用,胰岛素注射应在餐前皮下注射。同时,要注意用药期间有无低血糖反应。

监测血糖

有助于糖尿病患者对病情的认知,了解血糖控制及治疗效果,及时发现低血糖,同时还可以为饮食搭配、运动量调节及治疗方案调整提供科学依据。

其他并发症的护理

◯ 糖尿病并发冠状动脉疾病的护理

定期做心电图,以便早期发现糖尿病并发冠状动脉疾病,应每半年做 1 次心电图;糖尿病患者并发脑血管疾病的护理：一旦糖尿病患者出现反复头痛、眩晕、头部跳动等症状，应及时到神经内科就诊，做脑血流图、头颅 CT 等有关检查，并采取相应的治疗措施；糖尿病患者并发高血压的护理：规律生活，合理饮食，注意休息，适当锻炼，按医嘱每天测量血压并做好记录，有异常情况及时报告医生。坚持服药控制血压，不宜过多感染。

糖尿病视网膜病变的护理

除控制血糖之外，还应定期眼科检查，通过早期干预能有效延缓糖尿病视网膜病变的发生、发展，即对糖尿病患者发病 5 年内或眼睛有任何症状时，必须看眼科，以后每年追踪回访 1 次；有背景性视网膜病变或病变严重者，每 3～6 个月就医 1 次；视网膜病变患者定期每 3 个月进行 1 次散瞳，检查眼底血管，把握治疗时机。因此，督促患者定期眼科检查，便于早期发现病变，避免病情恶化，特别是把握光凝治疗的时机，对保护患者视力、延缓病情发展尤为重要。

糖尿病肾病的护理

糖尿病肾病病人抵抗力低下，容易并发各种感染。皮肤抵抗力降低，对于压力和各种刺激敏感性增强，容易发生感染及形成褥疮。褥疮一旦形成则很难愈合。指导和督促病人做好清洁卫生。目前治疗糖尿病肾病尚无特效药物，主要采取严格合理的饮食控制、血糖控制、血压控制等措施。因此，良好的饮食治疗对控制病情进展、改善预后具有

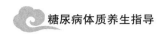

重要意义。

并发糖尿病性足溃疡的护理

糖尿病性足溃疡的患者应控制血糖,注意观察患足皮肤颜色、温度,检查局部水肿、皮损及血管搏动、感觉等情况;保持足部清洁,避免感染;预防外伤,不要赤脚走路以免刺伤,外出时不可穿拖鞋以免踢伤。

第三章
不同体质糖尿病患者的中医养生指导

　　体质在《辞海》中的释义为：人体在遗传性和获得性的基础上表现出来的功能和形态上相对稳定的固有特征。它通过人体形态、功能和心理活动的差异性表现出来。在生理上表现为功能、代谢以及对外界刺激反应等方面的个体差异，在病理上表现为对某些病因和疾病的易感性或易患性，以及产生病变的类型与疾病传变转归中的某种倾向性。每个人都有自己的体质特点，人的体质特点或隐或显地体现于健康或疾病过程中。

　　由于先天禀赋有强弱，饮食气味有厚薄，方位地势有差异，贫富贵贱苦乐各不相同，从而导致了个体差异。因此，中医学非常重视对不同人体特征进行分析，从多方面对体质进行分类。根据体质，可以生命个体的人为研究出发点，研究不同体质构成特点、演变规律、影响因素、分类标准，从而应用于指导疾病的预防、诊治、康复与养生。中医学"治未病"的学术思想，结合体质进行预防，通过改善体质、调整功能状态，为从人群体质的角度预防疾病提供了理论和方法。充分体现了中医以人为本，因人制宜的思想。

中医对体质的论述始于西汉时期的《黄帝内经》，20 世纪 70 年代，王琦教授开始从事中医体质学说的理论、基础与临床研究，并逐步确立了中医体质理论体系，提出了体质四项基本原理、体质九分法、三辨理论等独创性的理论。

近年来，不少医家在总结前人经验的基础上，从临床角度提出体质分型，2009 年 4 月 9 日，《中医体质分类与判定》标准正式发布，该标准将体质分为平和质、气虚质、阳虚质、阴虚质、痰湿质、湿热质、血瘀质、气郁质、特禀质九个类型，除平和质外其余均为偏颇体质。这种分型对临床辨证、处方、摄生防病有重要的参考价值。

体质的差异性决定着人体的发病倾向，体质因素关系到疾病的发生、发展、变化与转归预后。在糖尿病的饮食治疗方面，西方现代医学是以血糖指数为首要设计因素，由食物的较低生糖指数、较低热量、合理的三大营养素比值为计量基础的治疗。而我国传统医学有着历经千年的经验积累，从而形成了丰富的科学合理的药膳方和经验方，对于现代医学中糖尿病的饮食治疗是极大的补充。中医食疗不仅能提供符合生理需要的营养，减轻胰岛 B 细胞负担，使血糖、血脂尽可能接近正常水平，预防一系列急慢性并发症，而且中医采用辨证、辨体质施食，进行个体化治疗，根据"药食同源"选择相应的药膳，整体调治，稳效低毒；而且中医药有着"未病先防、既病防变"的作用，对尚处于空腹血糖受损期的患者进行调节体质平衡的干预，可以起到逆转空腹血糖受损向 2 型糖尿病的转化进程。糖尿病的体质学说是一个新课题，而研究不同体质的糖尿病患者的饮食治疗，也将带来中西医结合领域新的突破。

糖尿病患者常见的中医体质类型

糖尿病的病机是本虚标实。阴虚为本，燥热为标。本虚以气虚、阴虚为主，标实主要以湿热、血瘀为主。中医体质学说是以中医理论为主导，研究各种体质类型的生理、病理特点，并以此分析疾病的反应状态、病变的性质和发展趋向，指导预防和治疗的学说。中医学的各项学说中包含大量关于体质的理论，王琦等著的《中医体质学说》把这些理论加以总结和发展，开始形成中医学的体质学说。中医体质学说提出：形成不同体质的因素有先天、年龄、性别、精神、生活条件及饮食、地理环境、疾病、体育锻炼、社会因素等。体质因素与发病有很大的相关性，个体体质的特殊性，往往导致对某种致病因子或疾病的易感性。疾病的演变往往取决于机体内部阴阳矛盾运动的倾向性，其中包括机体平素阴阳盛衰、阴阳动静等情况和趋势，由此而规定病势发展和阴阳表里寒热虚实的八纲类型。根据中医基本理论，结合临床体质调查，提出了平和质、阳虚质、阴虚质、湿热质、气虚质、痰湿质、瘀血质等七种临床体质分型设计。临证必须注意素禀特点，年龄长幼、男女之别、生活条件、地区差异等体质因素,重视体质与治病求本的关系,认识体质是同病异治、异病同治的重要物质基础,以及体质差异与针刺和药物的耐受性、反应性的关系,体质与用药宜忌的关系等。中医体质学说还认为,探讨体质的本质应与研究阴阳学说、脏腑经络的实质相结合,与探讨八纲和机体反应性的关系相结合。从中医体质角度来讲,糖尿病常见的体质类型主要有气虚质、阴虚质、湿热质、血瘀质四种。

气虚质

什么是气虚体质呢?《黄帝内经》中说"正气存内,邪不可干,邪之所凑,其气必虚",也就是说,正气足的人,比较容易抵御各种病菌的侵袭,而气不足的人则会出现各种各样虚损的症状,这就是气虚体质。

一般来说,气虚质的糖尿病患者主要有以下几个方面的特征。

[总体特征]元气不足,以疲乏、气短、自汗等气虚表现为主要特征。

[形体特征]肌肉松软不实。

[常见表现]平素语音低弱,气短懒言,容易疲乏,精神不振,易出汗,舌淡红,舌边有齿痕,脉弱。

[心理特征]性格内向,不喜冒险。

[发病倾向]易患感冒、内脏下垂等病,病后康复缓慢。

[对外界环境适应能力]不耐受风、寒、暑、湿邪。

气虚主要是元气虚弱,由于元气的功能底下,五脏六腑以及各个脏腑之气功能也会随之低下,总体功能就不能够正常发挥,因为人是一个整体,平衡最为关键。气虚体质是一个人长期"气"不足的状态。反映在脏腑功能的方面,主要是肺脏和脾脏功能较弱。

肺气虚的表现:肺主皮毛,所以肺气虚糖尿病患者对内外环境的适应能力差。冬天特别怕冷,夏天特别怕热;冬天容易冻寒,夏天容易中暑。

脾气虚的表现:吃东西很少,胃口不是很好,吃完以后肚子胀,大便困难不成形。因为脾胃功能弱,所以气血化元不足,从而呈现面色发黄,口唇色淡症状。脾主肌肉,主四肢,脾虚的糖尿病患者肌肉松软无力,四肢无力,乳房下垂,臀部下沉。会经常头晕,基础血压偏低。

阴虚质

阴虚体质是由于体内津液精血等阴液亏少,人体阴液不足,滋润、制约阳热的功能减退,致使阴不制阳,而出现燥、热等阴虚内热表现。人体内的体液不足,机体就会失去相应的濡润滋养,所以阴虚体质的人表现出阴虚内热、阴虚阳亢、一派干燥不润的征象,比如消瘦、面色偏红、口干舌燥、喝水多但还是口渴等症状都是因为体内阴液不足出现的燥象。

阴虚质(又称"燥红质")一般形体美瘦长;性情易急躁,

耐冬不耐夏。

一般来说,阴虚质人群主要有以下几个方面的特征。

[**总体特征**] 阴液亏少,以口燥咽干、手足心热等虚热表现为主要特征。

[**形体特征**] 体形偏瘦。

[**常见表现**] 手足心热,口燥咽干,鼻微干,喜冷饮,大便干燥,舌红少津,脉细数。

[**心理特征**] 性情急躁,外向好动,活泼。

[**发病倾向**] 易患虚劳、失精、不寐等病;感邪易从热化。

[**对外界环境适应能力**] 耐冬不耐夏;不耐受暑、热、燥邪阴虚体质的两种表现。

具体说来,阴虚质主要有以下 2 方面的表现:

第一种表现:为体内营养物质(阴液)不足,对全身的滋养功能减退而表现出"干燥"的特征。例如:头晕目眩,形体消瘦,头发、皮肤干枯起皱,面色晦暗,或出现较多色素斑,口干,咽喉干燥疼痛,或长期干咳,两目干涩,视力减退较快,腰酸腿软,耳鸣,健忘,尿少,便秘,舌干红、少苔,甚至光滑无苔,或口腔溃疡反复发作等。

第二种表现:出现虚热和机能亢奋的症状。这是由于阴虚体质的新陈代谢过快,耗氧量及产热量增加,人体处于持续亢奋状态所致。例如:劳累后手足心发热,下午或傍晚有低热,面部容易升火,两颧潮红,情绪急躁,精神疲倦但难以入眠,或睡眠中出汗较多,心慌,脉搏细数;男子性欲亢进，或频繁遗精，妇女月经量反而增多等。

湿热质

什么是湿热体质呢？湿热体质是指由于湿热内蕴而致的以面垢油光、口苦、苔黄腻等表现为主要特征的体质状态。

一般来说，湿热体质主要有以下几个方面的特征：

[**总体特征**] 湿热内蕴，以面垢油光、口苦、苔黄腻等表现为主要特征。

[**形体特征**] 形体中等或偏瘦。

[**常见表现**] 面垢油光，口苦口中异味，身重困倦，大便黏滞不畅，小便短黄，男性易阴囊潮湿，女性易带下发黄，舌质偏红，苔黄腻，脉滑数。

[**心理特征**] 性格多变，易烦恼。

[**发病倾向**] 易患皮肤湿疹、疮疖、口疮、黄疸等病。

[**对外界环境适应能力**] 对夏末秋初湿热气候，湿重或气温偏高环境较难适应。

血瘀质

血瘀质是指当人体脏腑功能失调时，易出现体内血液运行不畅或内出血不能消散而成瘀血内阻的体质，常表现面色晦黯，皮肤粗糙呈褐色，色素沉着，或有紫斑，口唇黯淡,舌质青紫或有瘀点,脉细涩。多因七情不畅,寒冷侵袭,年老体虚、久病未愈等病因而发病,常随瘀血阻滞脏腑经络部位不同而出现不同的症状。

　　[**总体特征**]血行不畅,以肤色晦暗、舌质紫暗等血瘀表现为主要特征。

　　[**形体特征**]胖瘦均见。

　　[**常见表现**]肤色晦黯,色素沉着,容易出现瘀斑,口唇黯淡,舌黯或有瘀斑,舌下脉络紫黯或增粗,脉涩。

　　[**心理特征**]易烦,健忘。

　　[**发病倾向**]易患症瘕及痛证、血证等。

　　[**对外界环境适应能力**]不耐受寒邪。

气虚质糖尿病患者的中医养生指导

　　气虚质糖尿病患者在饮食调养上,要注意多吃益气健脾的食物。如山药、薯类、鸡肉、豆类、参类、泥鳅、香菇、大枣、桂圆、蜂蜜等。少食具有耗气作用的食物。

药膳调养

黄芪山药粥
　　[**材料**]黄芪、山药、麦冬、白术各 20 克,糖适量,粳米50 克。

[**制作**] 先将山药切成小片,与黄芪、麦冬、白术一起泡透后,再加入所有材料,放入砂锅内加水用火煮沸后,再用小火熬成粥。

[**功效**] 益气养阴,健脾养胃,清心安神。

参芪老鸭汤

[**材料**] 老鸭 1 只,黄芪 30 克,沙参 50 克。

[**制作**] 老鸭剁块,飞水,油锅爆炒入料酒,炒出香味,将浸泡好的沙参、黄芪入净布包起,同老鸭一同放进砂锅,以小火微煲,直至酥软,加入调料上桌即可食之。

[**功效**] 益气养阴,补中安脏,清火解热。

黄芪薏米粥

[**材料**] 黄芪 30 克,薏米 60 克,白茅根 60 克,粳米 100克,冰糖适量。

[**制作**] 把薏米、粳米洗净,将浸泡好的白茅根、黄芪入净布包起,放入砂锅内煮粥,待熟后再加入冰糖,拌匀即可食用。

[**功效**] 益气清热,祛湿解暑。

益气祛湿消暑汤

[**材料**] 白扁豆、赤小豆、生薏米、熟薏米、黄芪、佛手各30 克。

[**制作**] 将材料入砂锅内,加开水 10 碗慢火煲约 2 小时,加瘦肉类煲亦宜,食时用盐调味食用。

[**功效**] 益气祛暑,利湿清热。

黄芪童子鸡

[**材料**] 童子鸡 1 只,黄芪 9 克,葱、姜、盐、黄酒少许。

[制作] 童子鸡洗净,用纱布袋包好生黄芪9克,取一根细线,一端扎紧纱布袋口,置于锅内,另一端则绑在锅柄上。在锅中加姜、葱及适量水煮汤,待童子鸡煮熟后,拿出黄芪包。加入盐、黄酒调味,即可食用。

[功效] 益气补虚。

山药粥

[材料] 山药30克,粳米180克。

[制作] 将山药30克和粳米180克一起入锅加清水适量煮粥,煮熟即成。此粥可在每日晚饭时食用。

[功效] 补中益气,益肺固精。

人参鸡汤

[材料] 散养鸡一只约2斤,糯米50克,白人参3克,黄芪10克,甘草6克,枸杞子10克,红枣3枚,鲜栗子15克,白果10克。红皮洋葱25克,大蒜8克,细葱、生姜、盐、胡椒粉各适量。

[制作] 先将糯米提前一夜浸泡。然后把红枣去核、栗子剖半、生姜切片。鸡洗净后,把糯米和栗子仁、红枣放入鸡肚内,用细葱捆好。然后将鸡放入砂锅内,加适量清水用中火煮开后,放入人参、黄芪、甘草、枸杞、生姜、洋葱一起继续用中火炖1小时。最后放入盐、胡椒粉调味即可食用。需特别注意的是,在煮之前一定要一次加够足量的水,最忌中途加冷水。一般8碗水煮至3碗水左右。

[功效] 补气补虚。

人参汤圆

[材料]人参粉 3 克,玫瑰蜜 15 克,樱桃蜜、黑芝麻各 30 克,鸡油 30 克,面粉 15 克,糯米粉 500 克,白糖适量。

[制作]将鸡油熬熟后冷凉。把面粉放锅内炒至发黄。黑芝麻炒香后研成碎末。把玫瑰蜜、樱桃蜜压成泥状。然后把这些材料放在一起,加入人参粉和白糖搅拌均匀,即成汤圆心。再将糯米粉糅合均匀,包上汤圆心。最后待锅内清水煮沸时,将汤圆下锅煮沸即可食用。

[功效]培补元气,滋养脏腑,活血通络。

红景天芪枣炖瘦肉

[材料]红景天 9 克,黄芪 15 克,莲子肉 10 克,大枣 5 枚,猪瘦肉 300 克。

[制作]猪瘦肉洗净切块,与洗净的红景天、黄芪、莲子肉、大枣一同放入砂锅,加适量清水,大火煮沸,小火熬煮 1 小时。适用于体质虚弱、免疫力低下、大病重病后气短乏力人群食用。

[功效]补气养心,益气养血。

什锦麦胚饼

[材料]葡萄干 20 克,龙眼肉 10 克,花生仁 10 克,大枣 10 枚,麦胚粉 100 克,白糖(或红糖)20 克。

[制作]葡萄干洗净,与龙眼肉一起切碎,花生仁炒熟,大枣洗净去核,上述两种食物同样切碎,将麦胚粉用开水稍烫一下,加入上述原料后,揉合均匀,制成薄饼,烙熟。经常适量食用,对气虚体质者有益处。

[功效] 益气,养血,安神,提神。

淮山北芪玉米汤

[材料] 甜玉米两根,猪展肉 400 克,干淮山药 20 克,北黄芪 15 克,水 8 碗。

[制作] 北黄芪和淮山药洗净,备用;玉米去衣,洗净切段;猪展肉洗净切块,氽水捞起;将 8 碗水倒入瓦煲烧开,放入所有材料,武火煮沸,转中小火煲一个半小时,下少许盐调味饮用。

[功效] 补脾健胃,补肺益气,生津利水。

羊肉菠菜汤

[材料] 羊肉 100 克,菠菜 50 克,葱、姜、油、盐、味精少许。

[制作] 将羊肉切成碎茸,菠菜切段备用。将炒锅上火,放少许油、葱姜,在热锅略炒一下,加水烧至六成熟时,将肉茸投入锅中,以大火加热,汤沸后投入菠菜,再加精盐、味精等佐料调味。

[功效] 补气温阳。

栗子糯米粥

[材料] 栗子粉 50 克,糯米 100 克。

[制作] 栗子去壳切片,晒干研粉,每取 50 克,糯米洗净放锅内加水煮沸,调入栗子粉煮至粥稠,温热食用。适用于肾气不足及脾气虚弱的老年人。

[功效] 补肾,强腰,益气。

扁豆煨牛肉

[材料] 黄牛肉、扁豆各 250 克。

[**制作**] 牛肉洗净切块,扁豆洗净,共放锅内,加水以武火煮沸,撇净浮沫后,改文火煨至豆酥肉烂。以盐调味佐餐。适用于气虚体质者进补,气短喘促之人尤宜。

[**功效**] 补脾胃,益气血,补虚亏,强筋骨。

党参猪蹄汤

[**材料**] 猪蹄1只,党参25克,黄酒适量。

[**制作**] 猪蹄1只,洗净劈开,入热油锅内煸炒,烹上黄酒,加水后撇上党参25克,以文火煨至肉熟汤浓。分次吃猪蹄喝汤。猪蹄性平,味甘咸,能填肾精,健腰膝,滋胃液。党参为甘平之品,补气作用似人参,但药力较人参弱,一般虚弱病证均可选用,属平补之品。心悸气短,气血不足,肺虚喘促者尤宜。

[**功效**] 补肺胃,益气血,强筋骨。

燕窝蒸银耳

[**材料**] 燕窝、银耳各5克。

[**制作**] 燕窝入水浸透,择洗干净;银耳入水泡后,去蒂撕成小朵。同放碗内注入温水,加盖隔水蒸透。

[**功效**] 滋阴润肺。

山药鲫鱼汤

[**材料**] 鲫鱼500克,山药50克,糯米10克,花生油35克,料酒5克,大葱10克,盐8克,葱花、麻油适量。

[**制作**] 鲫鱼洗净,加少许精盐稍腌一会儿。山药去皮,洗净,切成片。锅倒入花生油烧热,放入鲫鱼两面煎一下,烹入料酒,加鲜汤、山药煮熟,撒上精盐、葱花,淋香油

即可。

[**功效**] 益气健脾,清润胃阴,利尿消肿,清热解毒。

玉珍鸡

[**材料**] 母鸡1只,桂圆、荔枝干、黑枣、莲子、枸杞子各30克。

[**制作**] 母鸡1只洗净,鸡肚内放入桂圆、荔枝干、黑枣、莲子、枸杞子,加调味蒸食。

[**功效**] 补气养精。

四神汤

[**材料**] 莲子、薏米、淮山药、芡实。

[**制作**] 莲子、薏米、淮山药、芡实煮成汤食用。

[**功效**] 健脾益气。

金沙玉米粥

[**材料**] 玉米粒80克,糯米、红砂糖各40克。

[**制作**] 将玉米和糯米用清水浸泡2个小时,然后将泡好的玉米和糯米入锅加清水煮粥,煮熟后加入红砂糖再煮5分钟即成。此粥可在每日晚饭时食用。

[**功效**] 补气养血,强身健体。

药茶调养

玉屏风茶

[**适合对象**] 时常脸色苍白、盗汗、弱不禁风、容易感冒者。

[作用]针对盗汗症状,以白术、黄芪来改善,白术另有强健脾胃功用,能提振食欲,增强体力。而黄耆则能强心护肝,改善体虚症状、提升免疫力。

[材料]党参 6 克,黄芪 15 克,白术 8 克,防风 6 克。

[作法]将所有材料放入锅中,加 1 000 毫升水以大火加热滚沸后,续煮 10 分钟即可关火趁热饮用。

薄荷灵芝茶

[适合对象]常熬夜、作息不正常、免疫力差、容易疲倦者。

[作用]对于常熬夜出现火热症状者,能透过灵芝清热解毒,而炒麦芽则有健胃整肠的功效,并缓解便秘现象。另外,能解郁醒脑的薄荷,更可提振精神。

[材料]薄荷 5 克,灵芝 3 克,炒麦芽 5 克。

[作法]先将灵芝、炒麦芽放入锅中,加 600 毫升水以大火加热滚沸后,再放入薄荷续煮 5 分钟即可关火,趁热饮用。

参芪桂枝茶

[适合对象]常有四肢冰冷症状,且肠胃功能不佳的虚寒体质者。

[作用]人参具大补元气,提升肠胃机能,安神等效用,搭配能改善四肢冰冷,散寒解虚的黄芪与桂枝,来改善体质虚寒者的问题。

[材料]人参 6 克,黄芪 15 克,桂枝 4 克。

[作法]将所有材料放入锅中,加 1 000 毫升水以大火

加热滚沸,续煮 10 分钟即可趁热饮用。

板蓝根茶

[适合对象] 咽喉肿痛、发烧、严重腹泻等感冒症状者。

[作用] 板蓝根与大青叶都具有清热解毒的效果,能缓解发烧、咽喉痛症状。而金银花则能抑制上呼吸道感染、流行性感冒的现象扩大。

[材料] 板蓝根 10 克,大青叶 10 克,金银花 6 克。

[作法] 将所有材料放入锅中,加 1 000 毫升水以大火加热滚沸,续煮 10 分钟即可趁热饮用。

西洋沙参茶

[适合对象] 有口干舌燥等火热症状,且患有长期咳嗽、慢性支气管感染者。

[作用] 对于长期咳嗽,或是上呼吸道感染者,都可利用西洋参补肺降火,而沙参、麦冬都有润肺止咳功能,并能有效抑菌,增强体力。

[材料] 西洋参 6 克,沙参 3 克,麦冬 3 克。

[作法] 所有材料入锅,加 600 毫升水以大火加热滚沸后,续煮 10 分钟后,即可关火趁热饮用。

桑菊茶

[适合对象] 适用有四肢酸痛、昏沉等轻微症状的感冒初期人群。

[作用] 感冒初期,用桑叶可解热消炎缓解症状,而菊花则能改善头痛、昏沉现象,至于薄荷,除了可提神,亦可预防感冒病毒的扩大感染。

[材料]桑叶 6 克,菊花 6 克,薄荷 3 克。

　　[作法]将桑叶、菊花放入锅中,加 600 毫升水以大火加热滚沸,再放薄荷续煮 5 分钟趁热饮用。

　　参麦茶

　　[适用对象]适用于气血不足,卫气不固,自汗不已的人群。

　　[作用]益气敛汗。

　　[材料]太子参 9 克,浮小麦 15 克。

　　[作法]加水煎煮 30 分钟后代茶饮用。

　　党参红枣茶

　　[适用对象]适用于病后脾虚,食欲不振,四肢乏力,贫血,心悸人群。

　　[作用]补脾益气,生津和胃。

　　[材料]党参 20 克,红茶 3 克,红枣 10～20 枚。

　　黄芪茶

　　[适用对象]适用于慢性虚弱,表虚自汗,慢性气管炎人群。

　　[作用]补气升阳,固表止汗,健脾养血。

　　[材料]生黄芪 15～30 克,大枣 30 克。

　　[作法]加水煎煮 30 分钟后代茶饮用。

　　红景天茶

　　[适用对象]适合用于预防高原反应,也适用于体质虚弱、肺热咳嗽的人群。

　　[作用]补气清肺。

[材料] 红景天 6 克,研粗末。

[作法] 分 2 次放入茶杯,冲入沸水,加盖 5～10 分钟即可饮用。

中药调养

人参

[别名] 白参(糖参)、红参、生晒参、野山参、吉林参、别直参、种洋参、高丽参等。

[性味归经] 味甘、微苦,性微温。归肺经、脾经。

[功效] 大补元气,健脾益肺,生津止渴,安神益智。

[用法用量]

(1) 人参 5～10 克,文火另煮,将人参汁兑入其他药汤内饮服。或文火煮沸 10 分钟后,当茶频饮,饮完后,还可再添水煮之或临睡前将人参嚼烂服下。

(2) 人参研粉,每次 1～2 克,每天 2 或 3 次,白开水送服。

(3) 人参、瓜蒌根等份,生研为末,炼蜜为丸,如梧桐子大,每服 30 丸,每天 3 次,食前用麦冬汤送下,名玉壶丸。

[按语] 人参治疗消渴,历代医贤多有论述。《神农本草经》云:"主补五脏,安精神,定魂魄,止惊悸,除邪气,明目,开心,益智"。《名医别录》谓人参能"调中,止消渴,令人不忘",《珍珠囊》言人参可治"脾胃阳气不足,肺气虚促,短

气少气,补中缓中,泻心肺脾胃中火邪,止渴生津液"。《本草纲目》有用鸡子清调服人参粉治疗消渴的记载。《本草经疏》在论证人参治消渴时说:"消渴者,津液不足之候也,气回则津液生,津液生则渴自止矣"。消渴病多以疲乏无力、口渴引饮、多食易饥、气短心悸、逐渐消瘦为特征。脾气亏虚是其重要的病机。由于人参补气为主,气能生津,气旺则津液充足,故适用于气虚津伤的消渴证。历代医家受到《伤寒论》中白虎加入参汤治疗阳明燥热,气阴两虚之口渴甚者的启发,常用白虎加入参汤治疗消渴,又创人参麦冬汤、人参茯苓汤、人参石膏汤、人参白术散、人参宁神汤等方剂。但张锡纯对白虎加入参汤曾试验多次,认为"必胃腹兼有实热者,用之方的"。张景岳指出消渴属神消于上,精消于下之证,用归脾汤去木香,及大补元煎之属。一以养阳,一以养阴,药至 300 余剂,计人参 10 千克而痊愈,可谓重用人参。桑景武用经方真武汤治疗消渴,除大剂量使用附子、茯苓、白术外,认为经方无需有大的增减,对于阳虚而阴竭者,需配人参,气阴双补。

[现代研究]人参对糖代谢有双向调节作用,既能使葡萄糖导致的高血糖症的血糖降低,又可使胰岛素引起的低血糖症的血糖升高。

皂苷为人参生理活性的物质基础,原人参二醇和原人参三醇是人参皂苷中的原存在形式。据报道,人参可明显降低由链脲霉素(链佐星)造成的糖尿病模型大鼠的空腹血糖,腹腔注射人参皂苷 Rb2、6 天后糖尿病大鼠的血糖降低,肝中糖类及糖代谢趋向正常,多食多尿等症状减轻。人参皂苷有降血糖作用,给家兔腹腔注射人参皂苷 Rb 210 毫克,8 小时后,肝糖原减少到最少量,同时肝中 6 -磷酸葡萄糖水平增加到最大量。磷酸果糖激酶的活性也显著增加,12 小时达到高峰。实验显示,人参皂苷 Rb2 还抑制糖原异生与分解,能降低大鼠肝中 6 -磷酸葡萄糖膦酸酯酶的活性。人参皂苷 Rb2 降血糖活性可能是利用增高糖酵解酶与减低糖原异生酶的活性水平所引起。当给链脲佐菌素糖尿病鼠 Rb2 时,观察到血中葡萄糖水平明显降低。人参茎叶皂苷除了能提高胰岛素含量外,还能抑制血小板聚集,改善高凝状态。

近年来研究证明,人参多糖是主要的降血糖活性成分,从朝鲜白参、中国红参和日本白参中分离到 21 种人参多糖。上述多糖以 10、30、100 毫克/千克腹腔注射给药,对正常小鼠均有降血糖作用;含量较高的部分人参多糖,对四氧嘧啶诱发高血糖小鼠均有明显降血糖活性。

[注意事项]吉林红参性温,适用于气弱阳虚者,阴虚火旺者不宜使用,此时可改用西洋参或种洋参,并配合其他滋阴降火之剂。气阴两虚之剂,可长期少量服用。但兼有外邪未解、高血压(肝阳上亢型)、新感发热、咳嗽吐血、湿热痞满等均应慎用。实证、热证而正气不虚者忌服。忌与藜芦、五灵脂、皂荚同用。服用人参时忌喝浓茶与食萝卜,以免影响药力。

◎ 黄芪

　　[**别名**] 北芪。

　　[**性味归经**] 味甘,性微温。归肺经、脾经。

　　[**功效**] 补脾益气,升阳生津,益卫固表,利水消肿,托毒生肌。

　　[**用法用量**]

　　(1) 黄芪 10～15 克,大剂量可用至 60 克。

　　(2) 生黄芪 30 克,知母 10 克。水煎服。

　　(3) 生黄芪 60 克,生山药 30 克。水煎服。

　　[**按语**] 早在唐代《备急千金要方》中,就有以黄芪为主治疗消渴的黄芪汤。方由黄芪、茯神、瓜蒌根、炙甘草、麦冬、干地黄六味组成。据闻,胡适患糖尿病就治于协和医院,治疗无效,胡非常焦灼,其友劝请中医一试,胡不甚相信,后勉为一试,竟服用黄芪汤而愈。在《证治准绳》中消渴除服滋补丸药外,宜多煎黄芪汤饮之。治疗下消者常以黄芪饮为基础方加味。书中亦多用黄芪六一汤,可见黄芪在此书中为治疗消渴病的要药。陈修园认为治疗消渴应重视津液的生成这重要一环,其云:"水不自生,一由气化,一由火致。黄芪六一汤取气化为水之义也"。范文甫认为中消之病机有因真阳馁,水寒土湿,久之所致者。治用黄芪建中汤温中健脾;加麦冬、生地滋养津液。症状见瘥之后,改用金匮肾气丸温阳滋肾以扶其本。张锡纯在《医学衷中参西录》中认为消渴之证,多由于元气不升,创玉液汤,升元气以止渴。方中以黄芪为主药,配葛根以升元气。施今墨治疗

糖尿病善于使用对药,其降尿糖用黄芪配山药。黄芪甘温,补中益气升阳而止渴;山药甘平,益脾阴固肾精。两药配用,气阴兼顾,健脾益气生津,补肾涩精止遗,相得益彰。祝谌予治疗糖尿病是用生黄芪 30 克配生地黄 30 克,取黄芪补中益气,升阳,固腠理与生地黄的滋阴凉血,补肾固精之作用,防止饮食精微漏泄,使尿糖转为阴性。孙一奎《赤水玄珠》云:"凡消渴而小便反多有脂者,皆肾气不摄津液,宜多服黄芪,黄芪乃补气之要药"的记载。上海名医陆仲安号称陆黄芪,常以大剂黄芪治消渴,量至 120 克以上。名老中医张珍玉认为,治消无分上、中、下,唯取益气加黄芪。病无论新久,皆获良效。

[现代研究] 黄芪主要含有三萜类皂苷类衍生物,黄酮类化合物、多糖、含氮化合物等。其煎剂对人体免疫起增强作用。黄芪多糖是由内蒙黄芪根中分离出来的一种多糖,具有双向调节血糖的作用。腹腔注射黄芪多糖每千克体重 250～500 毫克,对正常小鼠血糖含量无明显影响,但可使葡萄糖负荷后小鼠的血糖水平显著下降,并能明显对抗肾上腺素引起的小鼠血糖增高,同时可拮抗苯乙双胍所致小鼠实验性低血糖反应,对胰岛素性低血糖动物有轻微升血糖作用。鲁瑾等人用黄芪煎剂预先给大鼠灌胃 1 周,可使外源性肿瘤坏死因子(TNF-2)所致的胰岛素抵抗大鼠的胰岛素敏感性 K 值明显升高,高胰岛素血症及降低的组织糖原明显改善,提示黄芪对外源性 TNF-2 所致的 IR 有明显的预防作用。黄芪能纠正糖尿病早期肾血流动力学异

常,对糖尿病肾病的发生有一定的预防作用。据报道用单味中药黄芪和川芎治疗 124 例 2 型糖尿病患者,能减少尿微量清蛋白排泄。在服降糖药或胰岛素的同时,黄芪注射液能降低早期糖尿病肾病患者的血压,减少血、尿 β_2 微球蛋白。微球蛋白的浓度,降低尿清蛋白排泄及血浆(凝血)因子水平。在临床观察中发现黄芪注射液能提高糖尿病肾病患者血浆清蛋白浓度,减少尿蛋白排泄,并能降低收缩压,对并发冠心病者,能缓解心绞痛、胸痛症状。通过对黄芪注射液治疗糖尿病肾病 35 例的疗效观察表明,该药确能改善症状,消除水肿,减少尿蛋白,对血糖及肾功能无影响。黄芪入药能降低血糖,改善糖、脂代谢;提高血浆清蛋白水平,减少尿蛋白排出,增加肌肉蛋白贮备,提供必需氨基酸,从整体上改善肾小球疾病的蛋白质代谢紊乱;抑制肾脏NO 合成,可部分纠正糖尿病早期的肾脏高灌注、高滤过;抑制糖尿病大鼠肾皮质转化生长因子—pTGF - p 的过度表达,影响糖尿病的发生和发展;抑制肾脏肥大,改善肾功能。黄芪对改善糖尿病的临床症状,尤其对糖尿病性肾病有较好的防治作用。

[**注意事项**] 本品补气升阳,易于助火,又能止汗,故凡热邪实证、气滞湿阻、食积内停、阴虚火旺、肝阳上亢、痈疽初起或溃后热毒尚盛等证均不宜使用或慎用。

山药

[**性味归经**] 味甘,性平。归肺经、脾经、肾经。

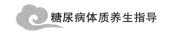

[**功效**] 健脾补肺,固肾益精。

[**用法用量**]

(1) 生山药 100 克。作粥食用。

(2) 生黄芪 60 克,生山药 30 克。水煎服。

(3) 生山药 15 克,黄连 6 克。水煎服。

[**按语**] 在《神农本草经》中山药"主伤中,补虚羸……补中益气力,长肌肉,久服耳目聪明"。山药治疗消渴,可追溯到《金匮要略》中的肾气丸和瓜蒌瞿麦丸。若单用本品,适用于下焦肾虚,小便频数不禁;中焦脾虚,肌瘦无力者。《本草纲目》载其能"益肾气,健脾胃……"消渴病患者往往脾气与脾津不足,肾阴虚损,山药乃常用之药,补而不温,滋而不腻,因其性平无毒,可常服久服,且能同时补人体"三本"——肺、脾、肾,实为治疗消渴的佳品。施今墨治疗糖尿病善于使用对药,其降尿糖用黄芪配山药。黄芪甘温,补中益气升阳而止渴;山药甘平,益脾阴固肾精。两药配用,气阴兼顾,健脾益气生津,补肾涩精止遗,相得益彰。汪履秋认为健脾益气是本病必不可少的治法之一。其重用白术和山药。云山药味甘,性凉而润,轻补而不骤,微香而不燥,既能补气,又能养阴,对消渴病气阴两虚者尤宜。并应注意健脾唯在摄气生津,只宜甘淡清养,升阳益气,不可过用苦、燥之品。潘澄濂老中医经验,不管胃热伤阴证或肾气虚损证,怀山药、蛤壳、知母、地黄是必用之药,且用量要大,如山药、蛤壳常可用至 30~60 克。

[**现代研究**] 薯蓣块茎含多巴胺、山药碱、游离氨基酸

等,尚含糖朊,又含黏液质。山药的根中可分离到 6 种降血糖多糖 A、B、C、D、E、F,以 30、100 毫克/千克腹腔注射,对正常小鼠均有降血糖活性,其中以 C、D 活性最为显著。腹腔注射多糖 C10、30、100 毫克/千克,7 小时后,对四氧嘧啶诱发的高血糖小鼠的降糖率分别为 72％、53％和 69％。山药根托中分离到的山药黏液质 B 也具有明显的降血糖活性。生山药水煎剂 30～60 克/千克,给小鼠连续灌胃 10 天,可降低正常小鼠血糖,对四氧嘧啶引起的小鼠糖尿病有预防和治疗作用,并可对抗由肾上腺素或葡萄糖引起的小鼠血糖升高。本品所含的淀粉酶有水解淀粉为葡萄糖的作用,对糖尿病有一定疗效。

　　[**注意事项**]有实热便干不宜用。

白术

　　[**性味归经**]味甘、苦,性温。归脾经。

　　[**功效**]补脾燥湿,益气生血,止泻痢,收自汗,长肌肉。

　　[**按语**]《医学启源》:"除湿益燥,和中益气……"《主治秘要》云:"其用有九:温中一也;去脾胃中湿二也;除脾胃热三也;强脾胃,进饮食四也;和脾胃,生津液五也;主肌热六也……止渴八也;安胎九也"。《本草求真》云:"白术味苦而甘,既能燥湿实脾,复能缓脾生津。且其性最温,服则能以健食消谷。为脾脏补气第一要药也"。古方有白术散治疗消渴,多为历代医家所用。汪履秋治疗糖尿病,健脾益气以参苓白术散为宜,该方药物性味平和,温而不燥,补而不

腻,既能益气健脾,又能升阳生津,尤其是白术、山药为本病常用之良药。白术补气健脾,生津止渴,元代张洁古治消渴病的白术散就以白术为主药。临床报道:白术、山药有一定的降糖作用。

[现代研究]白术含苍术酮、白术内酯A、白术内酯B、3-p-乙酰氧基苍术酮等。家兔及大鼠灌服白术煎剂或家兔灌服浸剂后,均有降血糖作用。白术浸膏给家兔皮下注射,在2～5小时内产生显著降血糖作用,可使血糖比给药前降低40%。白术浸膏和煎剂给大鼠灌胃,亦有降血糖作用。但亦有报道,白术仅有轻微降血糖作用或认为对正常兔无降血糖作用。

红景天

[**性味归经**]味甘、涩,性寒。归脾经、肺经。

[**功效**]健脾益气,清肺止咳,活血化瘀。

[**按语**]《食疗本草》载:"味苦平,无毒,治大热火疮,身热烦,邪恶气……寒热风痹,诸不足,疗金疮止血。"《全国中草药汇编》:"甘、涩、寒,清肺止咳,止血,止带。"《长白山珍贵药用植物高山红景天》载:"清康熙皇帝平息阿拉布坦的叛乱中,即用红景天消除军旅疲劳。"

[**现代研究**]红景天是植物中继人参、刺五加之后又发现的一种环境适应药物,具有抗缺氧、抗寒冷、抗疲劳、抗辐射等活性,而且有延缓衰老的功效,其活性成分为红景天苷和二苯甲基六氢吡啶。红景天含红景天苷及其苷元,即对

酪醇,尚含甾醇、有机酸、黄酮类化合物及微量元素(铁、锌、钛、钴、铜、锰)等。红景天煎剂、红景天苷能显著地降低肾上腺素性高血糖。红景天多糖可降低正常小鼠血糖、肝糖原及血总脂含量,对肾上腺素高血糖和葡萄糖所致高血糖有抑制作用,亦可降低四氧嘧啶引起的高血糖。

刺五加

[**性味归经**] 味辛、微苦,性温。归脾经、肾经、心经。

[**功效**] 益气健脾,补肾宁心。

[**按语**]《神农本草经》曰:"主心腹疝气腹痛,益气疗痹,小儿不能行,疽疮阴蚀。"《名医别录》:"疗男子阳痿,囊下湿,小便余沥,女人阴痒及腰脊痛、两脚疼痹风弱,五缓虚羸,补中益精,坚筋骨,强志意。"《日华子本草》:"明目,下气,治卒中骨节挛急,补五劳七伤。"

[**现代研究**] 从刺五加根中分离出 7 种刺五加苷,即胡萝卜苷(A)、紫丁香酚苷(B)、7 -羟基 6,8 二甲基香豆精葡萄苷(B1)、乙基半乳糖苷(C)及紫丁香树脂葡萄糖苷的两种不同的构型(D 和 E)。我国从刺五加中提出刺五加多糖 PES。刺五加还含有锰、铜、镍等多种微量元素。刺五加既能使食物性及肾上腺素性高血糖症的血糖降至正常;也可使胰岛素引起的低血糖症的血糖升高。刺五加能降低由四氧嘧啶诱导的糖尿病大鼠的尿糖、血糖,防止其体重下降并延长生存时间 2～3 倍。本品对糖代谢的影响,可使家兔血清无机磷和血糖升高,肌肉和肝糖原增加,并能

降低肝和血清中乳酸盐,提高肌肉中乳酸盐。刺五加苷可部分预防肌肉内 ATP、糖原和磷酸盐的减少及乳酸、丙酮酸的增加。

穴位按压

⭕ 足三里

[**定位**]在小腿前外侧,当外膝眼下 3 寸,距胫骨前缘一横指(中指)。

[**取穴要点**]腘横纹至外踝尖为 16 寸。

⭕ 气海

[**定位**]在下腹部,前正中线上,当脐中下 1.5 寸。

[**取穴要点**]脐中至耻骨联合上缘为 5 寸。

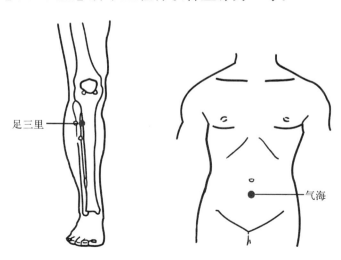

阴虚质糖尿病患者的中医养生指导

药膳调养

《养老寿亲书》指出："善治病者,不如善慎疾;善治药者,不如善治食。"阴阳是对立制约的,偏于阴虚者,由于阴不制阳而阳气易亢。肾阴是一身阴气的根本,阴虚质者应该多食一些滋补肾阴的食物,以滋阴潜阳为法。常选择的食物如芝麻、糯米、绿豆、乌贼、龟、鳖、海参、鲍鱼、枸杞子、雪蛤、螃蟹、牛奶、牡蛎、蛤蜊、海蜇、鸭肉、猪皮、豆腐、甘蔗、桃子、银耳、蔬菜、水果等。这些食品性味多甘寒性凉,皆有滋补机体阴气的功效。也可适当配合补阴药膳有针对性地调养。阴虚火旺之人,应少吃辛辣之物。

莲子百合煲瘦肉

[材料] 莲子 20 克,百合 20 克,猪瘦肉 100 克,盐适量。

[制作] 用莲子、百合、猪瘦肉,加水适量同煲,肉熟烂后用盐调味食用,每日 1 次。适用于阴虚质见干咳、失眠、心烦、心悸等症者食用。

[功效] 清心润肺,益气安神。

蜂蜜蒸百合

[材料] 百合 120 克,蜂蜜 30 克。

[制作] 将百合、蜂蜜拌均匀,蒸至其熟软。时含数片,

咽津,嚼食。适用于肺热烦闷或燥热咳嗽、咽喉干痛等症。

[功效] 补肺,润燥,清热。

荷叶、杞子蒸甲鱼

[材料] 鲜荷叶 1 大块(足以覆盖整个碟或蒸笼),枸杞子 30 克,甲鱼一只约 500 克,油、盐适量(三至四人分量)。

[制作] 将甲鱼屠宰、清洗、切件后放在覆盖碟或蒸笼盛的鲜荷叶面。清洗后的枸杞子散放在切件的甲鱼上,蒸约 45~60 分钟至熟透。

[功效] 滋阴清热,平肝明目。

配搭药材:可加进淮山药,切粒的大枣、云耳、冬菇丝等加强味觉享受,或转换食材,以水鸭替代水鱼,其主要食疗效果不变。

此菜肴改善"阴虚体质"容易引发的虚熬、盗汗、眼干、视物模糊的症状。

芡实老鸭

[材料] 芡实 300 克,老鸭 1 只洗净切块 、葱、姜、盐等。

[制作] 原料入锅,加适量水,大火烧开后换文火煮至鸭肉酥烂即可食用。

鸭肉性凉,味甘、咸,归脾、胃、肺、肾经。其蛋白质含量大大高于畜肉且脂肪含量少于猪肉,并含有不饱和脂肪酸和短链饱和脂肪酸,消化吸收率较高。鸭肉还含有糖及各种维生素、矿物质,其中 B 族维生素和维生素 E 含量较高,一般人均可食用,为夏季滋补佳品。鸭肉性偏凉,适合体虚易上火人群食用。

［**功效**］益肾固精,补脾止泻,祛湿止带。

甲鱼二子汤

［**材料**］甲鱼1只与女贞子、枸杞各20克。

［**制作**］甲鱼与女贞子、枸杞同煮汤,加调味,食甲鱼饮汤,连食数剂。

［**功效**］可补阴虚和治肝肾阴虚所致的腰痛,遗精、头晕、目花等症。

秋梨燕窝

［**材料**］秋白梨2个,燕窝5克,冰糖10克。

［**制作**］秋白梨切掉柄端,挖出核心,将燕窝、冰糖同放于梨中,用柄盖好,以竹签插定,略加水蒸熟食,每日早晨食用。

［**功效**］燕窝滋阴润肺,白梨、冰糖润燥化痰。适用阴虚体质偏于肺阴虚的。

牛乳燕窝汤

［**材料**］燕窝6克,牛奶500克。

［**制作**］燕窝隔水炖熟,加牛奶煮沸,一同服用。

［**功效**］燕窝益脾和胃,润燥去枯的作用,加上牛乳益胃润燥,所以阴虚体质偏于肺阴虚的人可以选用。

菊花肝膏

［**材料**］猪肝500克,清汤1 000克,鸡蛋3个,鲜菊花10克。

［**制法**］将猪肝用刀背砸成泥状,加入适量鲜汤及鸡蛋清、料酒等调味品,搅匀上笼蒸。在蒸的过程中掀盖撒上鲜

菊花。等肝膏熟后,将其余清汤和调料烧沸调好,浇入盛肝曹碗中即成。

[**功效**] 滋补肝肾。

蚌肉田螺汤

[**材料**] 蚌肉 50 克,田螺 50 克。

[**制法**] 田螺养清水中漂去泥,置清水中浸一夜,放入洗净的蚌肉,一起煮沸即可饮用。每日 1 剂,不拘时频饮。

[**功效**] 清热生津明目。

百合生梨饮

[**材料**] 百合 30 克,生梨 1 只,冰糖 30 克。

[**制法**] 生梨切成片与百合加水共煎,放入冰糖溶化,即可食用。每日 1 剂,不拘时随时饮之。

[**功效**] 滋阴润燥,养心安神。

沙参山药粥

[**材料**] 沙参、山药、莲子、葡萄干各 20 克,糖适量,粳米 50 克。

[**制作**] 先将山药切成小片,与莲子、沙参一起泡透后,再加入所有材料,放入砂锅内加水用火煮沸后,再用小火熬成粥。

[**功效**] 益气养阴,健脾养胃,清心安神。

沙参老鸭汤

[**材料**] 老鸭 1 只,沙参 50 克。

[**制作**] 老鸭剁块,飞水,油锅爆炒入料酒,炒出香味,将浸泡好的沙参,入净布包起,放入砂锅内同老鸭一同小火

微煲,直至酥软,加入调料上桌即可食之。

[**功效**]益气养阴,补中安脏,清火解热。

沙参薏米粥

[**材料**]沙参 30 克,绿豆 50 克,薏米 30 克,粳米 100 克,冰糖适量。

[**制作**]把绿豆、薏米、粳米洗净,用砂锅煮粥,熟后再加入冰糖,拌匀即可食用。

[**功效**]养阴清热,祛湿解暑。

黑豆枸杞粥

[**材料**]黑豆 100 克,枸杞子 5 克,红枣 10 枚。

[**制作**]取黑豆、枸杞子、红枣,一起放入锅内,加水适量,用武火煮沸后,改用文火熬至黑豆烂熟即可。

[**功效**]滋补阴精。

番茄猪皮汤

[**材料**]番茄 150 克,猪皮 100 克,葱、香油、食盐各适量。

[**制作**]将原料洗净切好后,先将猪皮加水熬汤,待汤泛白后,加入番茄稍煮片刻,将起锅时放入调料调味即可。

[**功效**]滋阴养血。

药茶调养

枸柏大枣茶

[**材料**]枸杞子 12 克,柏子仁 12 克,大枣 5 枚。

［**制作**］上述材料共煮沸后加糖代茶饮。

［**功效**］滋阴补胃,宁心安神。

冰糖银耳茶

［**材料**］银耳 20 克,茶叶 5 克,冰糖 20 克。

［**制作**］先将银耳洗净加水与冰糖(勿用绵白糖)炖熟;再将茶叶泡 5 分钟取汁和入银耳汤,搅拌均匀服用。银耳配冰糖可助滋养润肺,止咳化痰之力,配茶叶取其消痰火于利湿之中,兼有消炎之功效。

［**功效**］滋阴降火,润肺止咳。

莲心茶

［**材料**］麦冬 12 克,莲心 3 克,绿茶 3 克。

［**制法**］上三物以沸水冲泡饮用。每日 1 剂,不拘时频饮。

［**功效**］养阴清火。

玉竹茶

［**材料**］玉竹 10 克,绿茶 3 克。

［**制作**］取玉竹、绿茶,用 300 毫升开水冲泡后饮用。可酌量加冰糖。

［**功效**］养阴润燥,除烦止渴。

薄荷甘草露

［**材料**］薄荷 10 克,生甘草 3 克,蜂蜜适量。

［**制作**］将上两药加适量的水,加盖煮沸 15 分钟,放温加蜂蜜即可饮用。

［**功效**］滋阴清热。

甘草莲心茶

[**材料**] 莲子心 2 克,生甘草 3 克。

[**制作**] 将这两味以开水冲泡,代茶饮,每日数次。

[**功效**] 养心益智,调整元气,清心火与解毒。

甘草菊花桑叶茶

[**材料**] 生甘草 6 克,菊花 3 克,桑叶 3 克。

[**制作**] 开水泡 10 分钟即可。

[**功效**] 养阴利咽,清肝明目。

枸杞菊花红枣茶

[**材料**] 枸杞 10 粒,菊花 3 朵,四颗红枣。

[**制作**] 枸杞子、菊花、红枣放入大茶杯中,用开水冲泡就可以了。

[**功效**] 滋阴润燥,去火清心。

菊花橄榄茶

[**材料**] 菊花 5 朵,橄榄 2 枚,铁观音 3 克。

[**制作**] 将上三味一同用沸水冲泡,代茶饮。

[**功效**] 橄榄可利咽化痰,生津止渴,除烦醒酒,菊花清肝明目;乌龙茶清热解油腻。适合阴虚质饮用,对口干、咽干,晨起咽喉干痛者有很好的效果。

桑椹茶

[**材料**] 桑椹干(药店或超市有售)40 克,冰糖适量。

[**制作**] 将桑椹干用温水清洗 1~2 遍,以去掉泥沙;然后将桑椹干、冰糖用开水冲泡 15 分钟,即可。

[**功效**] 桑椹有补血滋阴,生津止渴,润肠燥的功效,符

合"秋冬养阴"的养生原则,事半功倍。

决明菊花山楂茶

[材料]决明子 10 克(略捣碎),菊花 5 克,山楂 15 克。

[制作]以上三味,以沸水冲泡,加盖焖约 30 分钟即可。

[功效]清肝明目,滋养胃阴。

中药调养

玉竹

[别名]女萎、葳蕤、萎蕤、葳参。

[性味归经]味甘,性微寒。归肺经、胃经。

[功效]养阴润燥,生津止渴。

[用法用量]

(1)煎服,10～15 克。

(2)鲜用,15～30 克。

[按语]《本草正义》曰:"玉竹,味甘多脂,柔润之品……今惟治肺胃燥热,津液枯涸,口渴嗌干等症,而胃火炽盛,燥渴消谷,多食易肌者,尤有甚效"。玉竹益胃生津,常与生地黄、天花粉等同用治内热消渴。

[现代研究]给家兔肌内注射玉竹水浸剂,0.5 克/千克体重,可使血糖上升。口服玉竹浸膏,血糖先升高后下降;对四氧嘧啶、葡萄糖及肾上腺素引起的高血糖有抑制作用。

[注意事项]本品虽性质平和,但毕竟为滋阴润燥之

品,故脾虚而痰湿者不宜用。

黄精

[**别名**] 老虎姜。

[**性味归经**] 味甘,性平。归脾经、肺经、肾经。

[**功效**] 滋肾润肺,补脾益气。

[**用法用量**]

(1) 煎服,10～30 克。

(2) 鲜用,30～60 克。

[**按语**]《本草求真》曰:"黄精性平味甘,补益中气,润养精血"。常与山药、天花粉等配伍治消渴。

[**现代研究**] 黄精的甲醇提取物给正常小鼠以及链脲霉素诱发糖尿病小鼠腹腔注射,4 小时后能使血糖下降,并能较强地抑制肾上腺素诱发高血糖小鼠的血糖值,认为甲醇提取物具有抑制肝糖酵解的功能。

[**注意事项**] 本品性质滋腻,易助湿邪,凡脾虚有湿,咳嗽痰多及中寒便溏者均不宜用。

麦冬

[**别名**] 麦冬。

[**性味归经**] 味甘、微苦,性微寒。归心经、肺经、胃经。

[**功效**] 养阴润肺,益胃生津,清心除烦。

[**用法用量**] 煎服,10～15 克。

[**按语**]《本草正义》曰:"麦冬,其味大甘,膏脂浓郁,

故专补胃阴,滋津液,本是甘药补益之上品……麦冬寒润,补阴解渴,皆为必用之药。"常与知母相配治阴虚内热之消渴。

[**现代研究**] 喂服单剂量麦冬多糖每千克体重给药 100毫克,对正常小鼠有明显降血糖作用,给药后 11 小时,血糖浓度降低 54%,当剂量为 200 毫克/千克体重时,能明显降低四氧嘧啶糖尿病小鼠的血糖水平。口服麦冬多糖后 4~11 小时,降糖作用最明显,24 小时仍有降糖作用。

[**注意事项**] 本晶甘寒助湿,故脾虚便溏或有湿邪者忌用。

枸杞子

[**别名**] 杞子。

[**性味归经**] 味甘,性平。归肝经、肾经。

[**功效**] 补肝肾,明目。

[**用法用量**] 煎服,10~15 克。

[**按语**]《汤液本草》言枸杞子:"主渴而引饮,肾病消肿。"《本草通玄》曰:"枸杞子,补肾益精,水旺则骨强,而消渴、目昏、腰疼膝痛无不愈矣。"《本草求真》:"枸杞,甘寒性润……是明指为滋水之味,故书又载能治消渴。"枸杞子甘平,滋补肝肾,益精明目,菊花甘苦而凉,疏风解表而有清肝明目之功,为眼科要药。两药相伍加熟地黄、山茱萸等,如《医级》杞菊地黄丸,常用于消渴后期出现之视瞻昏渺。

［**现代研究**］宁夏枸杞子提取物可引起大鼠血糖显著而持久的降低，同时糖耐量升高。认为其降血糖作用是由于其中含有胍的衍生物。

［**注意事项**］《中药大辞典》曰："外邪实热，脾虚有湿及泄泻者忌服。"

黑芝麻

［**别名**］胡麻、脂麻、黑脂麻、乌麻。

［**性味归经**］味甘，性平。归肝经、肾经、大肠经。

［**功效**］补肝肾，益精血，润肠燥。

［**用法用量**］煎服，10～30克，或炒熟人丸、膏剂。

［**按语**］《神农本草经》言黑芝麻："主伤中虚羸，补五内，益气力，长肌肉，填脑髓。"常配伍女贞子、熟地黄治消渴病之肝肾不足所出现的视瞻昏渺。

［**现代研究**］给大鼠灌服黑芝麻种子提取物，可降低其血糖水平，并增加肝肌糖原含量，但加大剂量时会使糖原含量下降。

［**注意事项**］本品有滑肠作用，故脾虚便溏者不宜用。

女贞子

［**别名**］冬青子。

［**性味归经**］味甘、苦，性凉。归肝经、肾经。

［**功效**］养肝滋肾，乌须明目。

◯ 芦根

［**别名**］苇根、芦苇根。

［**性味归经**］味甘,性寒。归肺经、胃经。

［**功效**］清热生津,除烦止呕。

［**用法用量**］

(1) 煎服,10～15 克。

(2) 鲜品,30～60 克。

(3) 鲜芦根清热生津,利尿之效佳,干芦根则次之。

［**按语**］芦根见之于《名医别录》:"主消渴客热,止小便利。"芦根甘寒,能清透肺胃气分实热,并能养阴生津,止渴除烦,无恋邪之弊。可于热病伤津,烦热口渴,或舌燥少津之证,常与天花粉、麦冬等同用治消渴病。

［**现代研究**］实验证明芦根所含薏苡素可使家兔血糖下降。

［**注意事项**］脾胃虚寒者忌服。

◯ 玄参

［**别名**］玄参、黑参。

［**性味归经**］味苦、甘、咸,性寒。归肺经、胃经、肾经。

［**功效**］清热凉血,滋阴解毒。

［**用法用量**］煎服,10～15 克。

［**按语**］玄参见于《名医别录》"下水,止烦渴,散颈下核,痛。"《本草正》也载:"玄参,此物味苦而甘,苦能清火,甘能滋润",临床常与天花粉、生地黄、牡丹皮共用治消渴病之阴虚内热。

[**现代研究**]家兔皮下注射玄参浸膏5毫克/千克可引起轻微的血糖降低,作用弱于地黄。

[**注意事项**]本品性寒而滞,脾胃虚寒、食少便溏者不宜用。反藜芦。

生地黄

[**别名**]干生地。

[**性味归经**]味甘、苦,性寒。归心经、肝经、肺经。

[**功效**]清热凉血,养阴生津。

[**用法用量**]

(1)煎服,10～30克。

(2)鲜品用量可加倍,为30～60克,或以鲜品捣汁入药。

(3)鲜生地味甘苦性大寒,作用与干地黄相似,滋阴之力稍逊,但清热生津,凉血止血之力较强。

[**按语**]地黄为滋阴之良药,《珍珠囊》言:"凉血,生血,补肾水真阴。《本草经疏》注:"干地黄,乃补肾家之要药,益阴血之上品。"常取其清热凉血中之滋润,与麦冬、五味子、枸杞子等配伍治内热之消渴。

[**现代研究**]地黄能抑制实验性高血糖,也能使正常家兔血糖下降。用地黄醇浸膏溶液给兔皮下注射或灌胃,均可使血糖下降,皮下注射还能抑制党参所含糖类引起的血糖升高,肌注可抑制和预防肾上腺素引起的血糖升高,单味生地降糖作用比葛根强。

[**注意事项**] 本品性寒而滞,脾虚湿滞腹满便溏者,不宜使用。

❍ 夏枯草

[**别名**] 棒槌草。

[**性味归经**] 味苦、辛,性寒。归肝经、胆经。

[**功效**] 清热泻火,滋阴润燥。

[**用法用量**] 煎服,10～15克,或熬膏服。

[**按语**]《本草衍义补遗》言夏枯草"补养血脉。"

[**现代研究**] 降糖素为夏枯草的有效成分,给小鼠皮下注射该成分,每千克50毫克,可明显抑制四氧嘧啶引起的血糖升高,小鼠口服100毫克降糖素亦有较强的降糖效果。夏枯草全草醇提物还可显著对抗肾上腺素的升高血糖作用,促进灌服糖水后肝糖原含量的增加,降低糖负荷后血糖峰值,并加快升高血糖水平的回落,提示其降糖作用的机制可能与促进胰岛素分泌或增加组织对糖的转化利用有关。

[**注意事项**] 脾胃虚弱者慎用。

❍ 天花粉

[**别名**] 花粉、瓜蒌粉、蒌粉。

[**性味归经**] 味苦、微甘,性寒。归肺经、胃经。

[**功效**] 清热生津,降火润燥,排脓消肿。

[**用法用量**] 煎服,3～10克。鲜品15～30克。外用

适量。

[**按语**] 天花粉常于治消渴,《神农本草经》言天花粉"主消渴,身热,烦满大热,补虚,安中,续绝伤。"天花粉性甘寒,善清胃热而养胃阴,有生津止渴之效。用于阴虚内热,消渴多饮者常与葛根、山药等同用,方如玉液汤。

[**现代研究**] 天花粉水浸液口服,可使家兔血糖升高,尤其对饥饿家兔作用明显,且可使饥饿兔的肝和肌糖原均增加。但亦有认为正常家兔口服天花粉 0.5～1 小时后显示出降血糖作用,并进一步研究其所含瓜蒌外源凝集素能引起大鼠附睾脂肪的脂生成活性,能轻度增强脂肪细胞中肾上腺素和促肾上腺皮质激素的脂解作用,本身无脂解活性,与胰岛素不同。

[**注意事项**] 本品反川乌、草乌;本品质硬、最好在秋冬季加工,因夏春季浸润时久,易发黏发馊。脾胃虚寒者慎用,孕妇忌用。

地骨皮

[**别名**] 枸杞根、净骨皮、枸杞根白皮。

[**性味归经**] 味甘、淡,性寒。归肺经、胃经。

[**功效**] 凉血退虚热,清热泻肺火。

[**用法用量**] 煎服,6～10 克。

[**按语**]《神农本草经》记载地骨皮"主五内开邪气,热中消渴,周痹。"《珍珠囊》方言地骨皮"解骨蒸潮热,消渴,风湿痹,坚筋骨,凉血。"因地骨皮清热除蒸泻火之中,兼有生

津止渴的作用,故常与生地黄、天花粉、五味子同用,治内热消渴。或配以芦根、麦冬等用于低热、口渴多饮之消渴病。曾报道每天取地骨皮 50 克加水 1 000 毫升,慢火煎至 500 毫升即可,留置瓶中少量频饮,治疗消渴病,效果良好。

[**现代研究**]兔灌服地骨皮煎剂可使血糖降低,在第 4.5 小时降低最显著,平均降低 14%,此后维持此种降低情况达 4 小时尚未恢复,对注射肾上腺素引起的高血糖无明显对抗作用,但可缩短高血糖维持时间。早期研究曾报道:灌服地骨皮煎剂对兔血糖并无明显影响,但皮下注射其浸膏 6 克/千克,在第 1 小时之末,可使 5 只兔的平均血糖降低约 14%。

[**注意事项**]脾胃虚寒者忌用,无血分热证或虽有血分热证而兼外感者不宜用。

知母

[**性味归经**]味苦、甘,性寒。归肺经、胃经、肾经。

[**功效**]清热泻火、滋阴润燥。

[**用法用量**]煎服,6~12 克。清热泻火宜生用,滋阴降火宜盐水炙用。

[**按语**]《神农本草经》言知母"主消渴热,除邪气,肢体水肿,下水,补不足,益气。"《用药法象》载知母"泻无根之肾火……止虚劳之热,滋化源之阴。"由于本药有滋阴润肺燥,生津止渴之效,常用于内热伤津,口渴引饮之消渴病,与天花粉、葛根等配用,如玉液汤。有些医家也常知母配黄连洽

厚火炽盛,火盛伤阴之消渴,效佳。

[**现代研究**]知母水提物对正常家兔、四氧嘧啶糖尿病家兔和小鼠,以及胰岛素抗血清所致糖尿病鼠均有降血糖作用,并可使小鼠血中酮体减少。知母对正常大鼠不促进葡萄糖氧化,但可明显减少尿糖排量,降低异常增高的肝精氨酸活力及血 cAMP 及 AMP/CDMP。

[**注意事项**]本品性寒质滑,有滑肠之弊,脾胃虚寒,大便溏泻者忌用。

穴位按压

太溪

[**定位**]在足内侧,内踝后方,当内踝尖与跟腱之间的凹陷处。

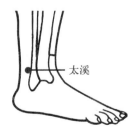

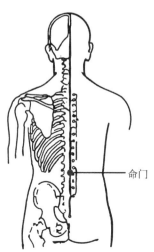

命门

[**定位**]在腰部,当后正中线上,第 2 腰椎棘突下凹陷中。

[**取穴要点**]两侧髂嵴最高点的

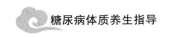

连线平对第四腰椎棘突,向上依次数至第 2 腰椎棘突。

湿热质糖尿病患者的中医养生指导

药膳调养

湿热体质的择食以清淡为原则,多吃新鲜蔬果及甘寒、甘平、有助于清热化湿的食物,忌食肥甘、厚味、辛辣及大热大补的药物及食物,并要少甜少酒,少辣少油,避免进食酸性食物。药茶药膳以清热祛湿为原则。

绿豆藕

[**材料**] 莲藕 100 克,绿豆 50 克。

[**制作**] 藕去皮,冲洗干净备用。绿豆用清水浸泡后取出,装入藕孔中,加清水炖至熟透,调以食盐进食。

[**功效**] 清热利湿,明目止渴。

凉拌三皮

[**材料**] 西瓜皮、黄瓜皮、冬瓜皮各 200 克,盐适量。

[**制作**] 西瓜皮刮去外皮,冬瓜皮刮去绒毛外皮,均洗净,与黄瓜皮一起,在沸水锅焯一下,稍凉后,切成条,盛入盘中,加少许盐拌匀即可。

[**功效**] 清热,利湿,减肥。

三豆薏米粥

[**材料**] 绿豆、赤豆、黑大豆、薏米各 50 克,粳米少许。

［**制作**］将以上主料一起煮成粥即可。

［**功效**］清热祛湿,滋补养人。既可补充水分,又能清暑解渴。

　　沙参知母粥

［**材料**］沙参、山药、莲子、薏米、白茅根各 20 克,知母 10 克,糖适量,粳米 50 克。

［**制作**］先将山药切成小片,与知母、白茅根、沙参一起入净布包起,再加入所有材料,加水用火煮沸后,再用小火熬成粥。

［**功效**］益气养阴,清热利湿。

　　山药米仁糯米粥

［**材料**］山药 100 克,薏米 50 克,佩兰叶 10 克,糯米 100 克,菱角粉 50 克。

［**制作**］山药切片,薏米用水泡开,佩兰叶用布包好后泡开;锅内加入糯米、山药片、薏米、佩兰叶和清水,煮成粥后加入菱角粉,调匀食用。

［**功效**］祛痰利湿,健脾胃。适用于食欲不振,痰多口黏,胸脘痞闷,身重乏力,苔白厚,脉滑者。

　　健脾米仁粥

［**材料**］薏米 30 克,糯米 15 克,粳米 100 克,玉米片 20 克。

［**制作**］薏米、粳米、糯米淘洗干净,加清水共煮粥,10 分钟后放入玉米片,调匀稍煮,加冰糖调味即可。

［**功效**］健脾和胃,祛风除湿,适用于风湿痹痛,脾虚水

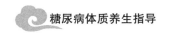

肿者。

竹笋西瓜皮鲤鱼汤

[材料] 鲤鱼 1 条(约 750 克),鲜竹笋 500 克,西瓜皮 500 克,眉豆 60 克,生姜、红枣各适量。

[制作] 竹笋削去硬壳,再削老皮,横切片,水浸 1 天;鲤鱼去鳃、内脏、不去鳞,洗净略煎黄;眉豆、西瓜皮、生姜、红枣(去核)洗净;把全部材料放入开水锅内,武火煮沸后,文火煲 2 小时,加精盐调味供用。

[功效] 祛湿降浊,健脾利水。适用于身重困倦、小便短小以及高血压。

沙参老鸭汤

[材料] 老鸭 1 只,沙参 50 克,知母 30 克。

[制作] 沙参、知母浸泡半小时,老鸭剁块,飞水,油锅爆炒入料酒,炒出香味,将浸泡好的沙参、知母入净布包起,同老鸭一同小火微煲,直至酥软,加入调料上桌即可食用。

[功效] 益气养阴,清热祛湿。

祛湿消暑汤

[材料] 白扁豆、赤小豆、生薏米、熟薏米、苏叶、佛手、莲子、白茅根各 15 克。

[制作] 将材料加入锅中,加开水 10 碗慢火煲约 2 小时,加瘦肉类煲亦可,用盐调味食用。

[功效] 祛暑,清热,利湿。

山药冬瓜汤

[材料] 山药 50 克,冬瓜 150 克,盐少许。

[制作]将山药和冬瓜放至锅中慢火煲30分钟,加入调味即可。

[功效]健脾,益气,利湿。

白玉猪小肚汤

[材料]白茅根60克,玉米须60克,红枣10个,猪小肚500克。

[制作]将猪小肚洗净切块,用盐、生粉拌擦,放入开水锅中煮15分钟,取出在清水中冲洗,红枣去核后,与白茅根、玉米须一起洗净,用清水稍浸泡片刻,再与猪小肚一起放入瓦罐内,加入清水8碗左右,大火煮沸后,改用小火煲2小时,可加入适量食盐和生油。

[功效]祛湿消肿。

润燥黄豆肉排汤

[材料]黄豆100克,肉排骨250克。

[制作]黄豆略先浸15分钟,肉排骨洗净后用少许盐腌半小时,然后斩开放入煲中,加入黄豆,水4～5碗,文火煲至2小时即成。

[功效]除湿热,祛湿气及肠胃燥结,解毒。

四豆汤

[材料]绿豆、赤小豆、黑豆、白扁豆各适量,生甘草10克。

[制作]将上述材料加入锅中,煮沸,加少许冰糖,晾凉后饮用。

[功效]绿豆解毒祛火,赤豆祛湿,黑豆补肾,白扁豆健

脾利水。既可补充水分,又能清暑解渴。

泥鳅炖豆腐

[材料] 泥鳅 500 克,豆腐 250 克,盐 3 克。

[制作] 把泥鳅去鳃及内脏,洗净;豆腐切块;泥鳅入锅,加盐、清水适量,置武火上,炖至五成熟时,加入豆腐,再炖至泥鳅熟烂即可。

[功效] 清热利湿。

腐竹炒苋菜

[材料] 水发腐竹 100 克,苋菜 200 克,植物油、葱丝、盐、味精、白糖、水淀粉各适量。

[制作] 炒锅中加入油烧热,放入葱丝,炒出香味,下腐竹段烧至七成熟,再加入苋菜段翻炒,加入盐、白糖、味精炒熟,用水淀粉勾芡收汤即可。

[功效] 养胃祛痰,清肝通窍。

清暑鱼圆煲

[材料] 藿香 15 克,石菖蒲 5 克,佩兰 10 克,草鱼泥 200 克,菌菇少许,火腿丝少许,小菜心 2 棵。

[制作] 先将藿香、石菖蒲、佩兰加水,煮出药汁备用;鱼泥中加入蛋清、生姜水打上劲,做成直径 3 厘米的鱼圆;烧锅水,待水开后将鱼圆慢慢放入沸水中,锅中加入清汤、姜片、菌菇、鱼圆、火腿丝、料酒、盐、味精等,烧开后加入药汁、小菜心即可。

[功效] 清暑湿,适用于夏季感受暑湿,呕吐泄泻,食欲不振者,属夏季清补良方。

野菊花苡仁乌鸡盅

[**材料**]乌骨鸡1只,野菊花8克,薏米20克,淮山药8克,火腿片少许。

[**制作**]薏米洗净,野菊花泡水备用;乌骨鸡切成块,然后过沸水,将焯过水的鸡块加入盐、生姜块、火腿片、料酒、水,炖20分钟左右;野菊花、薏米、淮山药等一同装入炖盅中,加入鸡块及高汤,放进蒸锅内蒸40分钟,调味即可。

[**功效**]益气养阴,祛湿安神,可用于正常人的滋补保健,适用于脾胃湿热引起的食欲不振、肢体乏力等;如果女性脸上长痘痘,也可尝试。

双花丝瓜

[**材料**]白菊花3克,金银花3克,丝瓜400克。

[**制作**]丝瓜去皮切段,白菊花、金银花用开水泡开,取汁备用;油锅烧至六成热,下入丝瓜,过油后起锅备用;锅里下入金银花、白菊花的药汁调好味,下入丝瓜勾个芡即成。

[**功效**]清热解毒,疏散风热,适用于大便燥结、小便不利者。

茯苓鱼卷

[**材料**]银鳕鱼250克,茯苓粉25克,马齿苋25克,面包渣250克,番茄酱少许。

[**制作**]马齿苋切末,加香油、茯苓粉、盐、味精搅匀制馅备用;银鳕鱼切片,在鱼片内侧均匀地抹上一层馅,并卷成卷;把卷好的鱼卷,逐个挂上茯苓粉,拖蛋液,挂面包渣,

备用;油烧热至七成热时,下鱼卷炸至金黄色捞出;炒勺内放入少许花生油,用葱、姜、蒜末炝锅,放入番茄酱少许炒熟,加入高汤,放白糖、白醋、精盐少许,水淀粉勾芡,淋在鱼卷上。

[功效]清热健脾,利水化湿,适用于食欲不振,痰多口黏,胸脘痞闷,身重乏力之人。

凉拌马齿苋

[材料]新鲜马齿苋 100 克。

[制作]新鲜马齿苋 100 克,清水洗净,切断,用少许酱油、麻油拌匀食用。

[功效]清热解毒,凉血止血。

药茶调养

双花饮

[组成]金银花 15 克,菊花 15 克,山楂 25 克。

[用法]将金银花、菊花、山楂择选洗净,放入洁净锅内,注入清水适量,用文火烧沸约半小时,去渣取汁代茶饮。

[功效]金银花、菊花同用能解暑热,清头目,配山楂消饮食,通血脉又增加酸味。用于伤暑身热、烦渴、眩晕、火毒目赤、咽痛、疮疖等症。

薏仁清化茶

[组成]薏仁 30 克,赤小豆 30 克,淡竹叶 15 克,马齿苋 15 克。

[**用法**] 赤小豆和薏米洗净后,放入锅中用清水浸泡 4 小时以上。泡好后加入淡竹叶和马齿苋开火煮,先大火煮至水烧开,然后转小火煮。在煮好前 20 分钟放入少许冰糖继续熬煮至冰糖融化即可关火。

[**功效**] 清热解毒,祛湿化浊。

香薷茶

[**组成**] 香薷 9 克,厚朴 6 克,白扁豆 20 克。

[**用法**] 上药研为粗末,纳入热水瓶中,冲入沸水大半瓶,焖盖约 15 分钟。频频饮用,一日内饮尽。

[**功效**] 发汗清暑,化湿和中。

甘草莲子茶

[**组成**] 莲子心 2 克,生甘草 3 克。

[**用法**] 将这两味以开水冲泡,代茶饮。

[**功效**] 莲子心清心去热,生甘草补脾胃不足,清热解毒。生甘草能增强莲子心的泻心火除烦之功。两者合用以养心调脾,清心火与解毒。

菊花罗汉果饮

[**组成**] 白菊花 5 克,罗汉果半个。

[**用法**] 放入茶壶中用沸水冲泡,可多次兑水饮用。

[**功效**] 菊花清肝明目,罗汉果清热润肺,可以改善口干咽燥、两目干涩、尿黄便结、肺热咳嗽等秋燥症状。

桑菊茶

[**组成**] 菊花 5 朵,桑叶 5 克,绿茶 2 克。

[**用法**] 将所有材料放入茶杯中,用沸水冲泡焖盖 10

分钟,然后去掉茶渣即可饮用。

[功效] 菊花清肝明目,桑叶清肺润燥,疏风散热,绿茶清热利尿,三者配伍是湿热质很好的秋季养生茶,清热润肺,祛热利湿。

菊花陈皮乌梅茶

[组成] 菊花 5 朵,陈皮 1 小块,乌梅 3 颗(比例可根据个人口味调整)。

[用法] 热水冲泡 10 分钟,加冰糖适量即可。

[功效] 可清肝火,明目,祛湿,开胃。

枸杞地黄菊花茶

[组成] 枸杞子 10 粒,菊花 5 朵,干地黄 3 克,生姜少量。

[用法] 将干地黄和生姜用水煮开,再用这个开水冲泡菊花和枸杞子,依据个人口味添加冰糖即可。

[功效] 滋阴清热,对口干舌燥、眼目昏花、鼻血便秘有很好的改善效果。

竹叶芦根茶

[组成] 淡竹叶 3 克,芦根 6 克。

[用法] 两味中药加水煎汤,煎液代茶饮。

[功效] 清热泻火,利水除烦。适用于口干口苦,小便色黄的人。

玄参麦冬茶

[组成] 玄参 3 克,麦冬 3 克。

[用法] 两味中药加沸水冲泡,代茶饮。

[功效] 清热泻火,养阴生津,通便又祛湿,适用于痈肿

疮毒、大便干结者。

中药调养

> 苍术

[**性味归经**]味辛、苦,性温。归脾经、胃经。

[**功效**]燥湿健脾敛精,祛风除湿,解郁辟秽。

[**用法用量**]苍术 10 克,玄参 30 克。水煎服。

[**按语**]苍术性燥,因独具敛精之功而用于治疗消渴。《仁斋直指方》云:"脾精不禁,小便漏浊不止,腰背酸痛,宜用苍术以敛脾精,精生于谷故也"。后人受其启发,转用于治疗消渴。近代名医施今墨善用苍术配玄参治疗消渴,认为血糖升高乃是脾失健运和郁火内蕴,伤及气分营血所致。降血糖用苍术配玄参。苍术辛苦温,入脾胃二经。燥湿健脾敛精;玄参甘苦咸微寒,入肺肾二经,滋阴降火,清热解毒。两药相伍,既有健脾敛精以助运化之功,又能滋肾阴以降妄炎之火,使水升火降,中焦健旺,气复阴回。糖代谢复常,则血糖自降。至今为诸多医者所效法。王季儒老中医治疗消渴病,拟降糖益阴汤。配苍术于养阴益气泻火之中。认为苍术性虽燥,用于燥热伤阴之消渴,似非所宜,应知苍术芳香猛烈,开郁散结,流通气机,使脾气健运,可以宣行水液,水液得以浸润于肠胃之外,小便减而肌肉得养。且苍术入于大队柔润剂中,亦不致燥烈伤阴,去其短而取其长也。胡翘武治疗老年糖尿病中阳式微,脾胃虚冷,或湿浊不化而

致使血糖失调者，采用温脾运中之法治疗。方以理中汤和平胃散化裁甚为合拍，认为方中苍术、干姜为不能缺如之味，但其量宜轻，中病即止，不可久服，一俟阳振寒散浊化，即以健脾益气之法收功。

[现代研究] 茅苍术根茎含挥发油，油中主要成分为苍术醇、茅术醇、β桉叶醇等。北苍术根茎含挥发油，油中主要成分为苍术醇、苍术酮、茅术醇、桉油醇。由关苍术根茎中分离出3种多糖，以10、30毫克/千克腹腔注射，对正常小鼠均有明显降血糖活性，其中以多糖A为主要成分；以30、100毫克/千克腹腔注射，给药7小时后，对四氧嘧啶诱发高血糖小鼠的降糖率分别为50%、40%，给药24小时后降糖率分别为70%和76%，有显著降糖作用。

苍术煎剂给四氧嘧啶糖尿病兔灌胃，有降血糖作用。给药期间，血糖从22.76 mmol/L逐渐下降至8.88 mmol/L，停药后4～7天，未见血糖回升到给药前水平。

苍术苷对鼠、兔、犬都有降血糖作用，同时能降低肌糖原和肝糖原，抑制糖原生成。其降糖作用可能与其对体内巴斯德效应的抑制有关。苍术提取物使由链脲霉素诱导的大鼠明显升高的血糖水平降低。

[注意事项] 治疗消渴病不宜单独使用。

茯苓

[性味归经] 味甘、淡，性平。归心经、肺经、脾经。

[**功效**]健脾和中,宁心安神,利水渗湿。

[**用法用量**]

(1)茯苓、黄连各等份为末,熬天花粉作糊,作丸如梧桐子大,每服 50 丸,每日 2 次。

(2)茯苓 15 克,生山药 30 克,绿豆衣 6 克。水煎服。

[**按语**]茯苓气平入肺,味甘入脾,肺能通调水道,脾能转输精微,是治疗消渴病的常用药物。《名医别录》云:"止消渴,好睡,大腹淋沥,膈中痰水,水肿淋结"。《珍珠囊》云:"止渴,利小便,除湿益燥,和中益气,利腰脐间血"。《本草纲目》曰:"生津液"。甘淡之味何能治消渴?清代贾九如在《辨药指南》中指出,茯苓"味独甘淡,甘则能补,淡则能渗。甘淡属土,用补脾阴……盖甘补则脾脏受益,中气既和,则津液自生,口焦舌干,烦渴亦解"。茯苓能补脾阴,益肺气,和脾胃,中气既和,则津液自生,烦渴亦解。此外,茯苓还是一味抗衰老药物,如茯苓粉、茯苓饼、茯苓粥、茯苓糕、茯苓酒等,都是益心健胃的食用佳品。对于消渴病例虚证较为突出者,尤为适宜。

[**现代研究**]茯苓菌核含多量茯苓多糖,又含三萜类化合物茯苓酸、去氢茯苓酸、多孔菌酸 C 等。茯苓有降血糖作用,降糖活性成分与茯苓酸有关。茯苓水浸膏及乙醇浸膏对家兔有降血糖作用。茯苓醇提取物可使家兔血糖先升后降,并有利尿、镇静作用,能促进钠、氯、钾等电解质的排出,可能是抑制肾小管重吸收的结果。

[**注意事项**]气虚下陷者忌服。

○ 泽泻

[**性味归经**] 味甘、咸,性寒。归肾经、膀胱经。

[**功效**] 利小便,清湿热。

[**按语**]《名医别录》曰:"补虚损五劳,除五脏痞满,起阴气,止泄精、消渴、淋沥,逐膀胱、三焦停水"。仲景治疗男子消渴方用肾气丸,取泽泻在方中泻肾浊之功。后世治疗消渴属湿热者常用泽泻。贺季衡治疗消渴属心阳木火初平,肾阴未复,兼有湿热混处其间者,认为徒施滋补,必多流弊,当仿王太仆"壮水之主,以制阳光。"其中有知母、黄柏、泽泻,治疗积湿积热最妙。

[**现代研究**] 泽泻块茎含泽泻醇 A、B 及其乙酸酯,表泽泻醇 A 和乙酸泽泻醇 C 酯。泽泻有降血糖作用,其所含三萜类成分泽泻醇 A、B,可能与降血糖有关。泽泻浸膏腹腔注射对家兔实验性高血糖有轻度降低血糖作用。家兔皮下注射泽泻醇浸膏有轻微降血糖作用,但皮下注射煎剂无效。

○ 汉防己

[**性味归经**] 味苦、辛,性寒。归膀胱经、肾经、脾经、肺经。

[**功效**] 祛风湿,止痛,利水消肿。

[**按语**]《神农本草经》曰:"主风寒温疟,热气诸痫,除邪,利大小便。"《本草拾遗》曰:"汉防己主水气,木防己主风气,宣通。"《珍珠囊》曰:"去下焦湿肿与痛,并泄膀胱火邪。"祝谌予治疗糖尿病合并水肿者,认为是阴阳两虚,水湿泛滥,瘀血

阻络。治宜培补脾肾,益气利水,活血通络,方用防己黄芪汤加减。朱进忠治疗消渴病辨证为痰饮阻滞中焦,上热下寒之证者,拟用化痰散结之木防己汤加减,疗效显著。

[现代研究]动物实验表明,给予不同剂量的粉防己碱,皆有不同程度地防止四氧嘧啶升高血糖的作用,其预防效果随剂量增加而增强。给予不同剂量的汉防己甲素,可不同程度地防止四氧嘧啶升高血糖的作用,动态观察 1 周,血糖浓度稳定,无升高趋势。每天给大鼠灌胃汉防己甲素,连续 20 天,能明显降低血清 HDL - C、HDL3 - C、HDL - C/TC、HDL3 - C/TC 和 HDL3 - C/HDL - C,说明汉防己甲素对大鼠血脂调理有不良反应。对家兔体外凝血和纤维蛋白溶解实验表明汉防己甲素在体外具有促进家兔纤维蛋白溶解和抑制凝血酶引起的血液凝固过程。粉防己碱、防己诺林均使麻醉猫血压明显下降,前者尤为显著,其降压机制可能是对血管直接作用,抑制了血管运动中枢或交感神经中枢所致。

薏米

[性味归经]味甘、淡,性微寒。归脾经、胃经、肺经。

[功效]健脾利湿,舒利筋脉,清热排脓。

[用法用量]10～30 克生用或炒用,也可作羹、煮粥食用。岭南人常用其与瘦肉煲汤食用。

[按语]薏米为健脾渗湿的常用药。《本草纲目》称其为"阳明药也,能健脾益胃,补肺清热"。《本草经疏》云:"薏

米,性燥能除湿,味甘能入脾补脾,兼能渗泄"。对于脾胃素弱,湿气较重的南方人而言,无疑是食疗佳品。因其药力和缓,故需量大而久服。糖尿病二阳结热蕴毒盛者,施今墨喜用绿豆衣与薏米为伍,清凉止渴,解毒益胃肠。《本草纲目》称其甘寒之性在皮。薏米甘微寒,健脾胃,性能燥湿,然陈藏器称其止消渴,且《本草纲目》内载:"消渴饮水不止以苡仁煮粥疗之"。临床用之,确无燥阴之嫌。两者合用,既能除肠胃所蕴热毒且健脾益胃,奏效颇速。

[现代研究]由薏米种子中分离到三种多糖 A、B、C 以 10、30、100 毫克/千克腹腔注射,对正常小鼠均具有降血糖作用,其中以多糖 A 最为显著,给药 7 小时后,降糖率分别为 56%、46%、40%,对四氧嘧啶诱发高血糖小鼠以 30、100 毫克/千克腹腔注射给药 7 小时后,多糖 A 的降糖率为 61% 和 26%,多糖 A 为其中主要成分。薏米是一种免疫调节药,能改善红细胞的免疫功能,且能升高 CD3、CD4、CD8 而改善 T 淋巴细胞亚群功能,从而改善糖尿病患者的免疫功能。薏米油与薏米内酯对兔有轻微降血糖作用。薏苡素皮下注射可使血糖略有下降。据报道薏米多糖可显著降低 ALX 及肾上腺素引起的小鼠高血糖,还能抑制 ALX 对胰岛 β 细胞膜的损伤,从而抑制 DM 的发生。

车前子

[性味归经]味甘,性寒。归肾经、膀胱经、肝经、肺经。

[功效]利水渗湿,清肝明目。

[**按语**]《名医别录》："益脾强阴益精,明目疗赤痛。"祝谌予治疗胸腔积液合并有糖尿病者,认为如一味泻肺行水治悬饮,只能更伤阴津而加重病情,首先益气养阴降糖治其本。加冬瓜子、车前子、茯苓逐水蠲饮。认为冬瓜子、车前子、茯苓均系甘淡微寒之味,虽利水而不伤阴,化饮而不峻烈,与气阴两伤之证相符。刘启庭认为糖尿病病本于肾,且病程日久,肾阴肾阳俱虚,精气亏损,不能分清泌浊,以致浊骤内阻,壅滞三焦,气机不得升降,严重者即成关格之病。因此,在养阴的同时,勿忘祛浊一法,常选用大黄、泽泻、茯苓、玉米须、车前子等药物,临床应用,确有效验。名老中医马骥认为糖尿病常有合并症出现,若合并雀盲失明者,常配合补肾泻肝,活血化瘀之法。常选用青葙子、谷精草、茺蔚子、丹参、车前子、决明子等。

[**现代研究**]车前种子含多量的黏液质,为右旋木糖、左旋阿拉伯糖、右旋半乳糖醛酸、左旋鼠李糖及左旋半乳糖组成的均匀胶状黏液,并含车前烯醇酸、琥珀酸。车前草的种子中分离出来的车前黏质 A,具有明显的降糖活性。

冬葵子

[**性味归经**]味甘,性寒。大肠经、小肠经、膀胱经。

[**功效**]利水通淋,滑肠通便,下乳滑胎。

[**按语**]《神农本草经》："主五脏六腑寒热羸瘦、五癃、小便不利。"《本草纲目》："通大便,消水气,滑胎,治痢。"

[**现代研究**]锦葵科植物中含有十几种黏性多糖,均具有降血糖活性。冬葵种子中分离到的肽聚糖 MVS－Ⅰ和肽聚糖 MVS－V,具有显著的降糖活性。实验表明,冬葵子主要中性多糖 MVA－Ⅰ具有显著的抗补体、降血糖活性和网状内皮系统激活活性。

◌ 玉米须

[**性味归经**]味甘、淡,性平。归肝经、脾经、膀胱经。

[**功效**]利水通淋,平肝利胆退黄,下乳,止血。

[**用法用量**]

(1)玉米须 30 克,猪肉 100 克。用玉米须煎汤代水,再加盐煮猪肉,喝汤吃肉。

(2)玉米须 30 克,楤木皮 30 克。水煎浓汁去渣分服,每天 2 次。

(3)新鲜玉米须 50 克,洗净后晒干切碎,装入洁净纱布袋,放入大茶杯中,用沸水冲泡、加盖,15 分钟后即可当茶饮。

(4)玉米须 50 克,地骨皮 50 克,枸杞子 30 克,装入砂锅,水煎 2 次,每次 30 分钟,合并滤液,每天分 2 次服用。

[**按语**]一般认为玉米须仅有利尿消肿的作用,殊不知它还是一味治疗消渴的良药。《岭南采药录》云:"和猪肉煎汤治糖尿病"。故广州地区有用玉米须与猪肉煎汤或单用煎水代茶饮治疗糖尿病的经验。名医刘启庭治疗糖尿病的经验中有养阴勿忘祛浊之法,常选用大黄、泽泻、茯苓、玉米

须、车前子等药物，临床应用，确有效验。在其治疗糖尿病的基本方中，用玉米须健脾利湿祛浊。名医刘仕昌在治疗糖尿病时注重在疾病后期补脾气以生化源，亦常药用玉米须。老中医潘澄濂治疗糖尿病除药物治疗外，常嘱患者多食猪、羊胰，或常服蚕茧和玉米须煎汤，认为有一定作用。名家周仲瑛治疗糖尿病认为，如脾虚生湿，湿郁化热，虚中夹实者，又当佐以黄连、天花粉、苍术、佩兰、玉米须、芦根等，清中化湿，芳香悦脾。

[现代研究] 玉米须含糖类、苹果酸等。有利尿作用，可降低血压，促进胆汁分泌，降低黏稠度，增加血中凝血原，加速血液凝固。据报道用玉米须水提液腹腔给药，可使正常小鼠血糖水平显著下降，并使链脲佐菌素所致的糖尿病模型小鼠血糖下降，但对小鼠血浆胰岛素水平无明显影响，且作用呈剂量依赖性，水提液还能抑制肾上腺素诱导的高血糖降低。玉米须发酵制剂，对家兔有非常显著的降血糖作用。玉米须煎剂静脉注射和灌胃给药均有明显而持久的降压作用，且无快速耐受现象。玉米穗多糖在 100 毫克/千克，400 毫克/千克时对正常及 DM 小鼠均有显著的降糖作用，其机制可能是促进了胰岛素的分泌，加强了分解代谢，使血糖降低。也有报道高血压大鼠腹腔注射玉米须提取液有降压作用，而对正常大鼠无作用。

黄芩

[别名] 子芩、枯芩、淡芩。

［**性味归经**］味苦,性寒。归肺经、胃经。

［**功效**］清热燥湿,泻火解毒。

［**用法用量**］

水煎服,3～10克。清热多生用,安胎多炒用,止血多炒炭用,清上焦热多酒炒用。

［**按语**］黄芩清热泻火,知母既能清热泻火,又能滋肺肾之阴,两药配伍则清而不燥,可用于肺肾阴虚,燥热偏盛之消渴。

［**现代研究**］实验证明黄芩苷在动物体内有抑制醛糖还原酶的作用,有可能用于糖尿病并发症的防治。

［**注意事项**］本品苦寒伤胃,脾胃虚寒者不宜用。

◯ 黄连

［**来源**］为毛茛科多年生草本植物黄连、三角叶黄连或云连的根茎。

［**别名**］川连、鸡爪连、味连、雅连。

［**性味归经**］味苦,性寒。归心经、肝经、胃经、大肠经。

［**功效**］清热燥湿,泻火解毒。

［**用法用量**］

(1) 煎服,2～10克。

(2) 研末吞服1～1.5克,每天3次。

(3) 外用适量。

(4) 炒用能降低寒性,姜汁炙用清胃止呕,酒炙清上焦火,猪胆汁炒泻肝胆实火。

[**按语**]黄连性苦寒,功清热解毒燥湿,与清热泻火且能滋阴润燥之知母相配,常用于治阴虚之消渴。

[**现代研究**]黄连提取物小檗碱于初期可使血糖升高,以后逐渐降低,继后的研究于家兔未能获得降血糖结果。有报道黄连煎剂 1 克/千克,2.5 克/千克,5 克/千克及 10 克/千克灌服可引起正常小鼠血糖剂量依赖性下降。小檗碱 50 毫克/千克灌服 1 次或连续 7 天也均能降低正常小鼠血糖,1 次给药于药后 2～4 小时作用最强,且对葡萄糖和肾上腺素所致实验性高血糖症小鼠有降血糖效果,对于久发性糖尿病 KK 小鼠及四氧嘧啶性糖尿病小鼠,50 毫克/千克小檗碱连续半月也有显著效果,能改善 KK 小鼠的葡萄糖耐量。

[**注意事项**]本品大苦大寒,过服久服易伤脾胃阳气,脾胃虚寒者忌用。又本品苦、燥,易伤阴液,故阴虚烦热,胃虚呕恶者慎用。

穴位按压

◗ 丰隆

[**定位**]在小腿前外侧,当外踝尖上 8 寸,距胫骨前缘二横指(中指)。

[**取穴要点**]腘横纹至外踝尖为 16 寸。

◗ 中脘

[**定位**]在上腹部,前正中线上,当脐中上 4 寸。

［**取穴要点**］胸剑联合至脐为 8 寸。

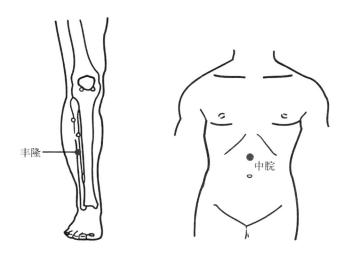

丰隆

中脘

血瘀质糖尿病患者的
中医养生指导

药膳调养

　　血瘀体质的人容易气血运行不畅,所以,可以吃些活血散瘀的温性食物,以促进气血顺畅运行,少吃生冷、胀气、油腻、甘甜类食物。

　　山楂内金粥

　　［**材料**］山楂片 15 克,鸡内金 1 个,粳米 50 克。

　　［**制作**］山楂片于锅内小火炒至焦黄备用;鸡内金用温

水洗净,烘干研成细末备用;粳米淘净,与焦山楂、鸡内金末共入砂锅中,小火煮粥 30 分钟即可。

〔功效〕化瘀血,行气结。

黑豆川芎粥

〔材料〕川芎 10 克,黑豆 25 克,粳米 50 克,红糖若干。

〔制作〕将川芎用纱布包裹,和黑豆、粳米一起水煎煮熟,加适量红糖,分次温服。

〔功效〕活血祛瘀,行气止痛。

首乌黑豆红枣粥

〔材料〕制首乌 20 克,黑豆 30 克,红枣 30 克,粳米 100 克,冰糖适量。

〔制作〕制首乌、黑豆、红枣和粳米分别洗净,沥去水分备用;锅中加适量清水,放入制首乌、黑豆、红枣和粳米,武火煮沸后改文火熬煮成粥;最后加适量冰糖,略煮即可。

〔功效〕健脾活血,利水消肿,补益肝肾,养心宁神。

冬菇油菜

〔材料〕油菜 400 克,冬菇 200 克,植物油、盐、味精各适量。

〔制作〕油菜择洗干净,切成 3 厘米长的段,梗叶分置;冬菇用温水泡开去蒂;热锅倒油烧热,先放油菜梗炒至六成熟,加盐调味,再下油菜叶同炒几下,放入冬菇和浸泡冬菇的汤,烧至菜梗软烂,加入味精炒匀即可。

〔功效〕活血化瘀。

韭菜鲜藕炒木耳

[材料] 韭菜段 50 克,鲜藕片 250 克,净水发黑木耳 10 克,植物油、姜末各适量。

[制作] 锅内倒植物油烧热,放入韭菜段、藕片、黑木耳、姜末,炒熟即可。

[功效] 补脾开胃,散瘀和血。

海蜇二菜

[材料] 海蜇 200 克,紫菜 15 克,芹菜 50 克。

[制作] 海蜇洗净切丝,紫菜撕碎。芹菜切丝用开水焯过,再以凉开水浸渍,沥去水分,一起拌匀,加调料调味。

[功效] 清热凉血,化瘀散结。

西洋参红花煲田鸡

[材料] 西洋参 15 克,西藏红花 3 克,天麻 9 克,田鸡 250 克,干贝三粒,姜 3 片,米酒、盐少许 。

[制作] 田鸡洗净后剁块;干贝以水浸泡约 2 小时。锅内放入西藏红花,加入四杯水;西洋参、天麻过水洗净,再和干贝及田鸡一起放入锅内,大伙烧开后,小火炖至田鸡酥烂,加入盐调味后即可食用。

[功效] 活血补气,保健肠胃。

首乌丹参红枣猪肉汤

[材料] 丹参 20 克,何首乌 40 克,红枣 100 克,猪腿肉 250 克,盐适量。

[制作] 何首乌洗净切片,丹参洗净切片,红枣洗净去核备用;猪腿肉洗净,切成片备用;锅中加适量清水,煮沸后

将所有食材放入,改文火煲 2 个小时,最后加适量盐调味即可。

[**功效**]活血祛瘀,乌须黑发,养心安神。

当归田七乌鸡汤

[**材料**]乌鸡 1 只,当归 15 克,田七 5 克,生姜 1 块。

[**制作**]把当归和田七放进清水中浸泡清洗,然后把乌鸡装进一个合适的容器里,再把洗好的当归、田七、生姜一起码放在乌鸡上,加适量的盐,再倒入一些清水,注意清水一定要超过乌鸡,然后盖上盖,等把锅烧开后,上锅隔水蒸,大火蒸上 3 小时,鸡肉烂熟之后,就可食。

[**功效**]补血活血,调经止痛,润肠通便。

鸡茸浇油菜

[**材料**]油菜 250 克,鸡脯肉 100 克,鸡蛋清 100 克,火腿 15 克,葱 5 克,姜 5 克,植物油、鸡汤、水淀粉、料酒、味精和盐适量。

[**制作**]油菜洗净,放入开水中焯一下,捞出放入凉水中过一遍,沥去水分后切成段,装盘,加适量鸡汤、料酒、味精和盐调味,放入蒸锅中蒸制 10 分钟,取出备用;鸡脯肉洗净,剁成茸,加入蛋清搅拌均匀;葱洗净切成葱花,姜洗净切成末备用;锅中加适量植物油,下葱花、姜末炝锅,倒入鸡茸,加适量味精和盐调味,翻炒至熟,淋入明油,浇在蒸好的油菜上即可。

[**功效**]活血化瘀,健脾养胃,温中益气,补虚填精,宽肠通便。

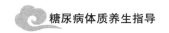

木耳青菜虾仁豆腐汤

[材料]虾仁200克,豆腐100克,空心菜100克,猪瘦肉50克,木耳30克,麻油、白酒和盐适量。

[制作]木耳放入清水中泡发,洗净撕成小朵备用;空心菜洗净,切成段,放入开水中焯一下,捞出沥去水分备用;虾仁洗净,豆腐洗净切成片,猪瘦肉洗净切丝备用;锅中加适量清水,放入猪肉丝和木耳,武火煮沸;将虾仁、空心菜、豆腐放入锅中,继续煮沸;加适量白酒和盐调味,淋入芝麻油即可。

[功效]健胃补肾,祛瘀清肠,益气耐饥,生津除烦。

川芎白芷炖鱼头

[材料]白芷12克,川芎12克,红枣80克,鲢鱼头250克,姜3克,盐适量。

[制作]鲢鱼头洗净备用;川芎、白芷洗净备用;红枣洗净去核,姜洗净切片备用;将所有食材放入炖盅里,加适量清水,隔水炖4个小时即可。

[功效]活血行气,健脾止痛。

丹参木耳香菇汤

[材料]丹参10克,木耳30克,香菇50克,猪瘦肉100克,盐适量。

[制作]香菇和木耳放入清水中泡发,去蒂洗净备用;猪瘦肉洗净,切成小块备用;将所有食材都放入炖盅里,加适量开水,隔水炖2个小时,最后加适量盐即可。

[功效]散瘀活血,养血补血,益气充饥,止血止痛。

红酒炖鸡腿

[**材料**]鸡腿 500 克,洋葱 100 克,胡萝卜 100 克,蘑菇 30 克,番茄沙司 25 克,红葡萄酒 20 毫升,蒜 5 克,植物油、胡椒粉和盐适量。

[**制作**]鸡腿洗净,抹上适量胡椒粉和盐,腌制 10 分钟备用;洋葱剥皮洗净切成片,蘑菇洗净切片,胡萝卜洗净切成丁,蒜洗净切碎备用;锅中加适量植物油,烧热后放入腌好的鸡腿,煎至两面金黄,盛出备用;锅中剩下的油继续烧热,将洋葱片、蘑菇片和胡萝卜丁放入锅中,翻炒至七分熟;将鸡腿放入锅中,淋上红葡萄酒,加入番茄沙司和少许清水,翻炒均匀;将锅盖盖上,文火焖炖 20 分钟即可。

[**功效**]活血化瘀,健脾和胃,消食理气,补益肝肾。

甘草茄子

[**材料**]茄子 250 克,葱 15 克,姜 10 克,蒜 10 克,甘草 6 克,植物油、味精和盐适量。

[**制作**]甘草放入清水中浸透,切成片备用;茄子洗净,切成条状备用;葱洗净切段,姜洗净切片,蒜洗净切片备用;锅中加适量植物油,烧热后下葱段和姜片炝锅,香气四溢后放入茄子条翻炒片刻;将甘草和蒜放入锅中,加适量清水,开文火煮 20 分钟左右;加适量味精和盐调味即可。

[**功效**]活血止痛,补脾益气,消肿解毒,清热消暑。

归参烧黄鳝

[**材料**]当归 15 克,党参 15 克,黄鳝 500 克,植物油、芝

麻油、黄酒、白糖、水淀粉、胡椒粉、酱油、味精和盐适量。

［制作］当归和党参放入碗中,加适量清水,隔水蒸20分钟备用;葱洗净切成葱花,姜洗净切末备用;黄鳝处理干净,切成丝备用;锅中加适量植物油,烧热后下葱花和姜末炝锅,香气四溢后倒入黄鳝丝翻炒片刻,加适量黄酒、酱油和白糖调味;将蒸好的当归和党参倒入锅中,加适量清水,文火焖煮5分钟;放入适量味精调味,用水淀粉勾芡,淋上芝麻油,装盘后撒上胡椒粉即可。

［功效］活血补气,祛瘀止痛,凉血安神。

药茶调养

丹参茶

［组成］丹参10克,绿茶5克。

［用法］将丹参研成粗末,与茶叶一起入杯,用沸水冲泡(或水煎)成茶,代茶饮用。

［功效］活血化瘀,宽胸止痛,适用于冠心病、心绞痛。

玫瑰花茶

［组成］玫瑰花(干品)3～6克。

［用法］将玫瑰花放入杯中,沸水冲泡成茶,代茶饮用。

［功效］理气止痛,活血散淤,适用于肝胃气痛。

当归白芍茶

［组成］当归10克,白芍15克,红茶2克。

［用法］将上述3味,放入杯中,沸水冲泡(或煎煮)成

茶,代茶饮用。

〔功效〕活血养血,适用于虚劳伴心腹绞痛。

丹参麦芽茶

〔组成〕丹参20克,橘皮9克,麦芽糖30克。

〔用法〕将丹参、橘皮,一起水煎煮,沸后,调入麦芽糖,代茶饮用。

〔功效〕活血行气止痛,适用于胃脘胀闭疼痛或胸胁刺痛。

桂花玫瑰茶

〔组成〕桂花3克,玫瑰花3克。

〔用法〕将上述2味,放入杯中,沸水冲泡成茶,每日2～3次,代茶饮用。

〔功效〕和胃理气,温胃散寒,适用于胃寒疼痛、胸闷嗳气、消化不良者。

枸杞红枣茶

〔组成〕枸杞子、何首乌、黄芪各20克,去核红枣3～4颗。

〔用法〕将上述4味,放入杯中,用沸水冲泡(或水煎)成茶,代茶饮用。

〔功效〕枸杞子补血,何首乌补肝肾,黄芪补气,红枣补脾胃使肌肤红润有光泽。适用于脾肾虚弱,面无血色者。

柴胡玉竹茶

〔组成〕柴胡、玉竹、白茯苓各10克。

〔用法〕将上述3味,放入水中,水煎成茶,代茶饮用。

〔功效〕柴胡疏肝理气,安定神经,玉竹美白润肤,白茯苓健脾胃,润肤美白。适合肝气郁结者。

薏仁丹参茶

[组成]薏米、白术各 15 克,益母草、丹参各 10 克。

[用法]将上述 4 味,放入水中,水煎成茶,代茶饮用。

[功效]薏米美白,消水肿,白术健脾胃,益母草疏肝理气,丹参活血化瘀。适合代谢不佳、脸色黯沉者。

当归川芎茶

[组成]当归 6 克,川芎 2 克。

[用法]将上述 2 味,放入杯中,用沸水冲泡(或水煎)成茶,代茶饮用。

[功效]此茶补血活血,适用于疼痛绵绵、体质虚弱者。

山楂红糖茶

[组成]山楂 10 枚,红糖若干。

[用法]将山楂冲洗干净,去核打碎,放入锅中,加清水煮约 20 分钟,调以红糖进食。

[功效]活血化瘀,健胃消食,适合体质寒凉的血瘀者。

中药调养

◎ 三七

[性味归经]味甘、微苦,性温,归肝经、胃经、肺经、大肠经。

[功效]止血散瘀,消肿定痛。

[文献汇要]

《本草纲目》曰:"止血,散血,定痛。金刃箭伤,跌仆杖疮,血出不止者,嚼烂涂,或为末掺之,其血即止。亦主吐血、衄血、下血、血痢、崩中、经水不止、产后恶血不下、血晕、血痛、赤目、痈肿、虎咬、蛇伤诸病。"

《玉楸药解》曰:"和营止血,通脉行瘀,行瘀血而敛新血。凡产后、经期、跌打、痈肿,一切瘀血皆破;凡吐血、崩漏、刀伤、箭伤,一切新血皆止。"

《医学衷中参西录》:"三七,味苦微甘,性平。善化瘀血,又善止血妄行,为吐衄要药。"

[实验研究]

三七提取物 A－I(1)(主要含原人参三醇组成的人参皂苷)对小鼠葡萄糖性高血糖与四氧嘧啶诱导的高血糖,均有降低作用。

三七主要含皂苷,和人参所含皂苷类似,主要为人参皂苷 Rb1、Rd、Re、Rd1、Rd2,和三七皂苷 C3、D1、D2、E2、R1、R2、R3、R4 以及七叶胆皂苷。三七总皂苷水解后,主要得人参三醇,其次为人参二醇。三七粉能降低血中胆固醇、三酰甘油的含量,三七皂苷 C1 对糖原的合成或分解、糖的氧化利用显示出双向调节作用。

三七根总皂苷能使小鼠空腹血糖轻度升高,能轻度降低葡萄糖性高血糖,但对胰岛素降低血糖的作用无影响;有协同肾上腺素升高血糖的作用。三七皂苷能降低四氧嘧啶糖尿病小鼠血糖,效应随连续给药而增加,并呈量效关系趋势,与胰岛素的降糖效应无协同或拮抗作用。

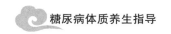 凌霄花

[**性味归经**] 味酸,性寒。归肝经。

[**功效**] 凉血行瘀。

[**文献汇要**]

《神农本草经》:"主妇人产乳余疾、崩中、癥瘕、血闭、寒热羸瘦。"

《日华子本草》曰:"治酒风、热毒风、刺风、妇人血膈、游风、崩中、带下。"

《圣济总录》曰:"消渴饮水,灵霄花一两,捣碎,水一盏半,煎一盏,分二服。"

[**实验研究**]

凌霄花含齐墩果酸、芹菜素、β-谷甾醇。据报道,墨西哥用蔓凌霄治糖尿病。齐墩果酸有降糖效果。

丹参

[**性味归经**] 味苦,性微寒。入心经、心包经血分。

[**功效**] 养血活血,生新血,去宿血。

[**文献汇要**]

《神农本草经》曰:"主心腹邪气,肠鸣幽幽如走水,寒热积聚;破癥除瘕,止烦满,益气"。

《吴普本草》曰:"治心腹痛"。

《日华子本草》曰:"养神定志,通利关脉,破宿血,补新生血……调妇人经脉不匀"。

《本草纲目》曰:"活血,通心包络,治疝痛"。

［**实验研究**］

含脂溶性二萜醌类和水溶性酚性化合物,如丹参酮、隐丹参酮、羟基丹参酮、丹参酸甲酯、异丹参酮,异隐丹参酮、丹参新酮、二氢丹参酮等。

家兔肌注丹参煎剂可降低血糖。120 例糖尿病患者用复方丹参注射液治疗 28～42 天后,血糖下降,显效 50 例,有效 55 例,无效 15 例,总有效率 87.5%。35 例 2 型糖尿病人于服用磺脲类降糖药的同时,给予复方丹参注射液,降糖效果明显优于单用磺脲类药物治疗的 35 例。糖尿病肾病临床以高血糖、高尿蛋白、高血压、贫血、肾功能不全为特点。23 例患者以治疗糖尿病使血糖控制在 5.7～8.8 mmol/L 的范围内为基础,用复方丹参注射液静脉滴注,15 天为 1 个疗程。结果:16 例血压下降,23 例尿蛋白降低,9 例肌酐、尿素氮下降,11 例血红蛋白上升。糖尿病神经病变 23 例,在不改变原糖尿病治疗的基础上,用丹参注射液和生地注射液治疗后,在症状、体征明显改善的同时,腓神经运动传导速度提高,同侧足膝静脉血 PaO_2、O_2ST 降低,疗效显著。

🌀 鬼箭羽

［**性味归经**］味苦,性寒。归肝经。

［**功效**］破血,通经,止痛,杀虫。

［**文献汇要**］

《日华子本草》曰:"通月经,破癥结,止血崩、带下"。

《本经逢原》曰："鬼箭,专散恶血,故《神长本草经》有崩中下血之治。《名医别录》治中恶腹痛,去白虫,消皮肤风毒肿,令阴中解。今人治贼风历节诸痹,妇人产后血晕血结于胸中,或偏于胸胁少腹者。"

[实验研究]

本品含草乙酸钠、表无羁萜醇、β-谷甾醇、豆甾-4-烯-3-酮、豆甾-4-烯-3,6-二酮、6β-羟基豆甾-4-烯-3-酮、槲皮素、卫矛醇、卫矛素等。

所含草乙酸钠对正常或四氧嘧啶性糖尿病的兔有降低血糖、尿糖及增加体重的作用。大鼠连续口服40天,可致低血糖,胰脏β-细胞增生,α-细胞萎缩,说明能加强胰岛素的分泌。

穴位按压

血海

[定位] 屈膝,在大腿内侧,髌底内侧端上2寸,当股四头肌内侧头的隆起处。

[取穴要点] 髌骨位于膝关节前方,髌底朝上,尖朝下。

膈俞

[定位] 在背部,当第7胸椎棘突下,旁开1.5寸。

[取穴要点] 颈后部正中最突出的骨性标志为第7颈椎棘突,向下依次数至第7胸椎棘突,肩胛骨内缘至后正中

间线为 3 寸（肩胛骨下角平对第 7～9 胸椎，不同的人群之间略有差异）。

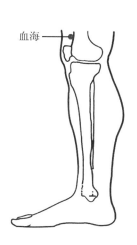

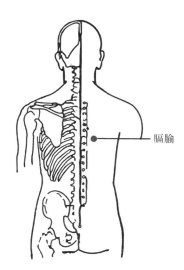

第四章
糖尿病并发症或合并症
中医养生指导

糖尿病大血管病变

糖尿病与大血管病变关系密切。约80％的糖尿病患者死于心血管系统的各种并发症。其主要临床表现为动脉粥样硬化及由此引起的一系列脑血管、心血管和周围血管的病变。对患者的生存质量造成严重影响,也带来了沉重的经济负担。

药膳药茶调养

参果茶

[**组成**] 丹参 10 克,红果片 10 克,麦冬 10 克。

[**用法**] 浸泡水煮,晾凉后代茶长期饮用。

[**功效**] 活血化瘀,可防治冠心病。

山楂饮

[**组成**] 山楂 50 克。

[**用法**] 煎水代茶长期饮用。

[**功效**] 可扩张血管,改善血流,降低血脂,可防治冠心病、高脂血症。

茭白饮

[**组成**] 茭白 30～100 克,芹菜 50 克。

[**用法**] 水煎服。

[**功效**] 治疗冠心病胸闷憋气。

牛蒡根粥

[**组成**] 牛蒡根适量。

[**用法**] 牛蒡根研细粥,粳米煮粥。

[**功效**] 治疗老年卒中。

冬麻子粥

[**组成**] 冬麻子 30 克,荆芥 10 克,薄荷 6 克,白小米 100 克。

[**用法**] 煮粥空腹食用。

[**功效**] 治疗卒中。

槐花粥

[**组成**] 干槐花 30 克或鲜品 50 克,粳米 50 克。

[**用法**] 煮粥服用。

[**功效**] 适用于糖尿病合并高血压、脑卒中患者。槐花可扩张冠状动脉,可防治动脉硬化,常服用有预防脑卒中作用。

中药调养

⊙ 糖尿病性心脏病患者的中药治疗

糖尿病性心脏病按其临床表现属于中医"心悸"、"怔忡"、"胸痹"范围。《金匮要略》指出:"胸痹不得卧,心痛彻背者"。治法上当分清标实与本虚,标实为瘀血、痰饮等,本虚则为心气、心血、心阴、心阳虚。

气津两伤,脉络瘀阻证

[主症] 胸次失旷,间或胸痛,瞬间即逝,神气易疲,口干少津。舌嫩红,边有齿痕,或有紫斑,苔薄净。脉小眩或细涩。

[治法] 益气生津,和营疏瘀。

[方药] 生脉散、旋覆花汤、丹参饮加减。珠儿参30克,麦冬9克,北五味3克(打),北沙参12克,肥玉竹9克,旋覆花4.5克(包),泽兰叶9克,杜红花6克,紫丹参9克,檀香6克,砂仁3克。

气阴不足,痰瘀交阻证

[主症] 胸膺窒闷,或痛引背膂,动则气促,形神疲惫,形体肥胖,口干便难。舌嫩红,边有齿痕,苔浊腻,上罩紫气。脉弦滑。

[治法] 固护气液,疏瘀涤痰。

[方药] 生脉散、旋覆花汤、栝蒌薤白半夏汤加减。珠儿参30克,麦冬9克,北五味3克(打),肥玉竹9克,旋覆

花 4.5 克(包),泽兰叶 9 克,红花 6 克,薤白头 9 克,石菖蒲 9 克,仙半夏 9 克,瓜蒌皮 9 克。

营阴积亏,心阳浮越证

[**主症**]心悸怔忡,寐短易醒,自汗寝汗,动则气促,口干便难。舌质红,苔光或有剥裂。脉弦数或结代。

[**治法**]滋养营阴,潜摄心阳。

[**方药**]吴氏救逆汤、甘麦大枣汤加减。炙甘草 9 克,太子参 15 克,原麦冬 9 克,大生地 12 克,陈阿胶 9 克(烊冲),淮小麦 30 克,大枣 10 枚,生龙骨 15 克(先煎),生牡蛎 18 克(先煎)。

气阴耗竭,水凌心下证

[**主症**]动则气促,心悸怔忡,甚或卧难着枕,喘而汗出,虚里动跃。舌嫩红,边有紫斑,苔少或剥裂。脉濡数或结代。

[**治法**]固护气阴,疏瘀行水。

[**方药**]生脉散、坎炁潜龙汤、苓桂术甘汤加减。西党参川芎 10 克,麦冬 9 克,北五味 3 克(打),大生地 12 克,东白薇 15 克,杭白芍 15 克,官桂 3 克,云茯苓 30 克,泽兰叶 15 克,泽泻 30 克,坎炁(脐带)1 条,珍珠母 30 克(先煎),生牡蛎 18 克(先煎),磁朱丸 12 克(包煎)。

口服成药

(1)丹参舒心胶囊,2 粒,每天 2 次。

(2)丹参滴丸,2 粒,每天 3 次。

(3)通心络胶囊,2 粒,每天 3 次。

⚫ 糖尿病脑血管病变的中药治疗

糖尿病合并脑梗死属中医"消渴"、"中风"、"眩晕"等范围,常由忧思恼怒,饮食不节,嗜酒纵欲等因素,导致阴阳失调,气血错乱而发病。

风阳上挟证

[**主症**] 顾盼之间,辄作眩晕,甚则起坐躺卧,视物旋转,如坐舟车,欲恶泛漾,间或头痛。舌红少苔,脉形缓滑。

[**治法**] 养肝益肾,平肝潜阳。

[**方药**] 镇肝熄风汤加减。代赭石 30 克(先煎),生牡蛎 30 克(先煎),灵磁石 30 克(先煎),苍龙齿 18 克(先煎),明天麻 6 克,杭白芍 15 克,京玄参 15 克,天冬、麦冬各 15 克,炙龟板 18 克(先煎),大生地 12 克,怀牛膝 30 克,青蒿 9 克,生麦芽 12 克。

液亏风动证

[**主症**] 言语蹇塞,口角歪斜,一侧肢体废用,口干便难,舌光红少苔,脉小弦。

[**治法**] 滋阴泄热,息风通络。

[**方药**] 黄连阿胶汤、三甲复脉汤加减。小川连 3 克,大生地 12 克,陈阿胶 9 克(烊冲),杭白芍 15 克,玄参 9 克,麦冬 15 克,炙鳖甲 18 克(先煎),生牡蛎 18 克(先煎),广地龙 9 克,小胡麻杵 9 克,知母 6 克。

风痰入络证

[**主症**] 舌强言蹇,言语含糊,口舌歪斜,一侧拳握不紧,步履倚侧,甚或神志昏昧,素体丰腴。舌胖嫩,边有齿

痕,苔浊腻,脉弦滑。

［治法］涤痰开窍,息风通络。

［方药］涤痰汤、羚羊钩藤汤、钩藤饮加减。羚羊角粉
0.6 克(分吞),全蝎粉 4.5 克(分吞),僵蚕 9 克,茯苓 12 克,
石菖蒲 9 克,广郁金 9 克(打),泡远志 6 克,陈胆星 6 克,滁
菊 9 克,桑叶 9 克,竹沥、半夏各 9 克,天竺黄 6 克,茯神 12
克。神志昏糊者,安宫牛黄丸 1 粒(化服)。

瘀阻脉络证

［主症］神情默默,表情木然,舌强言蹇,一侧肢体瘫
痪,舌质紫黯,或有瘀斑,脉小弦或细涩。

［治法］活血化瘀,舒经通络。

［方药］增损三甲散加减。僵蚕 9 克,土鳖虫 12 克,炮
甲珠 6 克,炙鳖甲 18 克(先煎),泽兰叶 15 克,桃仁 12 克,川
芎 6 克,广地龙 6 克。

口服成药

包括中风回春丸、通心络胶囊、活血通脉胶囊等。

糖 尿 病 肾 病

糖尿病肾病是严重的微血管并发症,也是糖尿病患者
主要的死亡原因之一。糖尿病肾病的营养治疗主要是限制
蛋白质的摄入量。膳食中要注意多用富含必需氨基酸的动
物性食品,如蛋、乳、瘦肉等;少用富含非必需氨基酸的植物

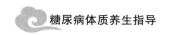
糖尿病体质养生指导

性食品如豆类、谷类。可用淀粉制成主食代替米、面等。还要主注意维生素 D 和钙质的补充；注意血钾和其他电解质的变化，及时调整食物内容。

药膳药茶调养

猪肾芡实汤

[组成] 猪肾 1 个，芡实 30 克，党参 30 克。

[用法] 猪肾剖开用盐和白酒搓洗干净去其尿味，然后切片，加入芡实、党参煮汤，不放盐或少放盐，每天 1 次，连用 7～10 天。

[功效] 猪肾味咸性平，以脏补脏；芡实健脾补肾，收涩固精，降低尿中蛋白；党参补脾养胃，健运中气。适用于糖尿病肾病脾肾两虚，腰膝酸软，乏力，头晕耳鸣，水肿不明显者。

鳖肉枸杞汤

[组成] 鳖肉 500 克，枸杞子 30 克，大蒜 50 克。

[用法] 鳖肉洗净，与其他两味一起炖热后食用，每天 1 剂，早晚分服。

[功效] 鳖肉滋阴补肝肾，补益五脏；枸杞子补肝肾，降低血糖；大蒜健脾开胃，药理实验证明大蒜有利尿降压，消炎杀菌的作用。合用有滋补肝肾，益阴健脾，适用于肝肾阴虚头痛头晕、腰酸目眩、轻度水肿者。

鲤鱼冬瓜汤

[组成] 鲤鱼 1 条，冬瓜 500 克，葫芦壳 50 克，黄芪

30 克。

［用法］将黄芪、葫芦壳布包,加水煎 40 分钟,过滤去渣,入鲤鱼和冬瓜煮汤,调味即可,每天 1 次,15～20 天为 1 个疗程。

［功效］鲤鱼利水消肿,开胃健脾;冬瓜利小便消水肿,止消渴;葫芦壳利尿消肿;黄芪补气健脾,固表止汗,利尿消肿,减低尿蛋白,适用于糖尿病肾病脾气虚弱,肾虚水泛,肢体水肿,小便不利,乏力,腹胀者。符合糖尿病肾病优质蛋白、低糖、低脂肪饮食要求。

黄芪粥

［组成］粳米 100 克,黄芪 30 克,陈皮末 2 克。

［用法］先用粳米 100 克,加黄芪 30 克煮粥;然后加陈皮末 2 克即可食用。

［功效］健脾补气,和胃理气,用于脾气虚亏,肌表不固,乏力汗多。

芪米粥

［组成］生黄芪 30 克,山药 10 克,枸杞子 10 克,玉米须 30 克,藕粉 10 克,小米 10 克。

［用法］先用生黄芪、玉米须煎汤代水熬小米粥,粥将成时,调入藕粉、枸杞子,续煮 2 分钟即可。温服,每天 1 次。

［功效］黄芪性温,大补元气,活血利水;山药性平,健脾补肾;枸杞子性凉,主治肾病消渴;玉米须性平,清热利水;藕性平,治热渴;小米性凉,除胃热消渴。芪米粥具有益

气补肾,清热利水的功效,尤其适用于糖尿病肾病的辅助防治。

玉米车前饮

[**组成**] 玉米须 50 克,车前子 20 克,甘草 10 克。

[**用法**] 加水 500 毫升煎取适量,去渣温服,每天 3 次。

[**功效**] 用于湿热内蕴,小便不利者。

中药调养

早期糖尿病肾病仅表现为易疲乏,临床糖尿病肾病则主要表现为疲乏无力、腰膝酸软或腰痛、视物模糊、蛋白尿、水肿、高血压、氮质血症等。糖尿病肾病的病变部位主要在脾肾,以肾为主,与肺、肝、三焦等密切相关;病理性质总属本虚标实,本为脾肾两虚,标为水、湿、痰、瘀等病理产物的积聚。

脾肾气虚型

[**主症**] 面色苍白无华,神倦乏力,形体消瘦,少寐多梦,头晕耳鸣,腰膝酸软,食纳欠佳,略有水肿。舌暗淡苔薄白,脉细无力或涩。

[**治法**] 健脾益肾。方用大补元煎加减。

[**方药**] 党参 15 克,黄芪 20 克,白术 10 克,茯苓 15 克,枸杞子 10 克,杜仲 10 克,山茱萸 6 克,当归 10 克,熟地 10 克,山药 15 克,丹参 15 克。

肝肾阴虚型

[**主症**] 头痛眩晕,耳鸣心悸,失眠健忘,腰膝酸软,手

足心热,面目肢体轻度水肿,肢体时有微颤。舌红苔少,脉弦细或弦数。

〔治法〕补肝益肾,滋阴潜阳。

〔方药〕方用杞菊地黄汤加减。菊花 10 克(后下),枸杞子 10 克,生地 15 克,泽泻 10 克,丹皮 8 克,山茱萸 6 克,钩藤 1 克(后下),生龙骨、生牡蛎各 30 克(先煎),怀牛膝 12 克。

气阴两虚型

〔主症〕口渴多饮,小便频数而多,多汗,形体消瘦,腰膝酸软,疲乏无力,心慌气短,头晕目眩,大便秘结,舌尖红,苔薄少津,脉细数无力

〔治法〕宜益气养阴,佐以清热。

〔方药〕方用参芪地黄汤加减。党参 30 克,黄芪 15 克,生地 20 克,山茱萸 10 克,怀山药 10 克,丹皮 10 克,泽泻 10 克,茯苓 15 克,黄精 15 克,女贞子 10 克,牛膝 20 克,水煎服,每天 1 剂。

口服中成药

(1) 杞菊地黄丸,每次 8 丸,每天 3 次。

(2) 金水宝,每次 3 粒,每天 3 次。

糖尿病视网膜病变

糖尿病性视网膜病变是糖尿病微血管病变中最重要的表现,是一种具有特异性改变的眼底病变,是糖尿病的严重

并发证之一,亦是失明的主要原因之一。

药膳药茶调养

杭菊花茶

[组成] 杭菊花 10 克,草决明 15 克,夜明砂 6 克。

[用法] 布包煎水代茶久服。

[功效] 清肝平肝明目。

枸杞茶

[组成] 枸杞子 10 克,密蒙花 6 克,青葙子 12 克。

[用法] 煎水代茶久服。

[功效] 养肝柔肝明目。

夜明砂猪肝汤

[组成] 夜明砂 10 克(包),猪肝 100 克。

[用法] 煮汤服用。

[功效] 养肝明目。

木贼草谷精草白蒺藜茶

[组成] 木贼草、谷精草、白蒺藜适量。

[用法] 煎水代茶。

[功效] 平肝去风明目。

菊花粥

[组成] 秋菊末 10 克,粳米 50 克。

[用法] 秋菊烘干研末,先以粳米 50 克煮粥,调入菊花末 10 克稍煮一二沸即可服用。

［**功效**］适用于糖尿病双目干涩、视物昏花者。

枸杞小米粥

［**组成**］枸杞子 20 克，小米 50 克。

［**用法**］（1）将枸杞子，粟米洗净备用。（2）加 5 倍于粟米的水放入锅中开始煮八分钟的时候加入枸杞子，十分钟的时候出锅。

［**功效**］适合糖尿病有眼病时食用。

黄芪枸杞山药汤

［**组成**］黄芪 30 克，枸杞子 15 克，山药 50 克。

［**用法**］水适量。

（1）将山药洗净，去皮，切片备用。

（2）将黄芪、枸杞子洗净，放入砂锅中，加水煮开，改用文火煨 10 分钟，将汁倒入碗中备用，砂锅倒渣洗净。

（3）砂锅中加入山药片，加水少量，煮开后加入黄芪、枸杞子汁，共煮至山药熟烂后即可。

双耳汤

［**组成**］白木耳、黑木耳各 10 克。

［**用法**］洗净加清水蒸笼蒸至木耳熟烂，食木耳饮汤。

［**功效**］适用于糖尿病患者眼底出血症。

中药调养

糖尿病视网膜病变主要病理为阴虚火旺，耗损阴液或阴虚燥热，灼伤目中血络，迫血外溢，瘀血阻滞，久则耗气伤阴;气阴两虚,脉络运行滞涩,致神光暗淡。而因虚致瘀,瘀血内停,目络阻滞则是本病发生发展过程中的重要因素;本虚标实,虚实夹杂为其证候特点。

肝肾不足,目失濡养

[**主症**] 目眩耳鸣、腰酸腿软,心烦失眠口干。男子遗精,女子则有月经不调或闭经。视物如飞蝇,眼内干涩,视物昏蒙。舌质红,苔薄而干,脉弦数。

[**治法**] 治疗宜补益肝肾,养精明目。

[**方药**] 驻景丸加减。菟丝子12克,楮实子12克,茺蔚子12克,枸杞子10克,车前子12克(包),生地、熟地各10克,山茱萸6克,制首乌15克,三七粉6克(冲服),五味子4克。水煎服,每天服1剂。

[**中成药**] 杞菊地黄丸、石斛夜光丸、磁朱丸等。

气阴两虚,目失所荣

[**主症**] 面色苍白或萎黄、倦怠乏力,气短懒言。视物昏渺或似云雾,眼内干涩。

[**治法**] 补气养血,益精明目。

[**方药**] 党参12克,白术10克,甘草6克,当归12克,川芎6克,赤芍10克,熟地10克,麦冬10克,五味子10克,陈皮6克,谷精草12克,菊花15克。水煎服,每天服1剂。

肝火亢盛,灼伤目络

[**主症**] 头晕目眩、急躁易怒、口苦咽干面赤。

[**治法**] 清肝泻火,凉血止血。

[**方药**]龙胆泻肝汤加减。龙胆草 15 克,黄芩 15 克,山栀子 10 克,柴胡 10 克,郁金 15 克,泽泻 10 克,当归 15 克,丹皮 10 克,赤芍 15 克,牛膝 15 克,大黄炭 30 克,生地炭 15 克,白茅根 30 克。水煎服,每天 1 剂。

气滞血瘀,目窍失养

[**主症**]眼前黑花泛泛,视力下降,视物昏蒙。头痛目眩、口燥咽干,心烦易怒。

[**治法**]疏肝理气,活血化瘀。

[**方药**]丹栀逍遥散加减。柴胡 6 克,当归 10 克,赤芍、白芍各 10 克,丹皮 8 克,栀子 10 克,丹参 10 克,郁金 8 克,红花 6 克,木贼草 10 克,炙甘草 5 克。水煎服,每天服 1 剂。

糖尿病合并高血压

药膳药茶调养

玉米须

[**组成**]玉米须 30 克。

[**用法**]水煎服,每天 1 次。

[**功效**]治疗高血压性眩晕。

夏枯草

[**组成**]夏枯草 30 克。

[**用法**]水煎服,每天 1 次。

[**功效**] 治疗肝阳上亢性高血压。

芹菜汁

[**组成**] 鲜芹菜适量。

[**用法**] 鲜芹菜榨汁,每次 3～4 匙,每天饮用 3 次。

[**功效**] 治疗高血压伴头痛。

蒸天麻麻雀

[**组成**] 天麻 15 克,麻雀 2 只。

[**用法**] 将麻雀去毛洗净,填入天麻,用水煮熟食用。

[**功效**] 适用于老年阳亢之眩晕者。

黄芪炖羊脑

[**组成**] 黄芪 20 克,羊脑适量。

[**用法**] 黄芪和羊脑加佐料和水炖服。

[**功效**] 用于老年人髓脑空虚之眩晕者。

小米怀山药饮

[**组成**] 小米 50 克,怀山药 50 克,牛膝 25 克,钩藤 25 克。

[**用法**] 水煎服。

[**功效**] 健脾益胃,平肝潜阳。

菊槐绿茶饮

[**组成**] 菊花、槐花、绿茶各 3 克。

[**用法**] 沸水冲,泡饮用。

[**功效**] 清肝明目降血压。

小米怀山药北芪饮

[**组成**] 小米 50 克,怀山药 50 克,北芪 25 克,牡蛎 50 克(打碎)。

［**用法**］水煎服。忌房事及饮酒。

［**功效**］用于高血压伴失眠者。

中药调养

肝肾阴虚

［**主症**］口干，双目干涩，头胀、头昏，头脑空痛，甚至失眠。舌质红，苔薄或偏黄，脉细或细数。

［**治法**］滋补肝肾，养阴平肝。

［**方药**］杞菊地黄丸加减。枸杞子 10 克，菊花 10 克，熟地黄 20 克，山药 15 克，枣皮 10 克，茯苓 10 克，牡丹皮 10 克，白芍 15 克，龙骨 15 克，泽泻 10 克。水煎服，每日 1 剂。

心肝火旺

［**主症**］面红目赤，头胀头昏，稍重则头痛，甚则眩晕，行走飘浮；情绪急躁。肝火引动心火，心烦，失眠多梦，心悸甚或五心烦热；小便黄赤，口干及大便干燥。舌质红，苔黄，脉数。

［**治法**］清肝降火，养心宁神，佐以降气平肝。

［**方药**］龙胆泻肝汤、镇肝熄风汤、朱砂安神丸加减。龙胆草 10 克，栀子 10 克，黄芩 10 克，柴胡 10 克，生地黄 15 克，车前子 10 克，白芍药 15 克，麦冬 10 克，玄参 15 克，龙骨 15 克，牛膝 15 克，朱砂 1 克。水煎服，每天 1 剂。

痰湿困脾

［**主症**］头胀困重，或感昏朦，肢体困重；颈项板紧；脘部痞闷，纳食减少，或食后腹胀；恶心、呕吐。精神不爽。舌

苔厚腻、脉濡。

[**治法**] 宜化痰降浊,除湿健脾。

[**方药**] 平成汤加减。厚朴 10 克,陈皮 10 克,苍术 10 克,法半夏 10 克,茯苓 15 克,枳壳 10 克,薏米 15 克,黄连 6 克,石菖蒲 10 克。水煎服,每天 1 剂。

血瘀气滞

[**主症**] 头痛固定不移,多呈持续性;头昏或眩晕;健忘,或反应迟钝;失眠;便秘。舌质暗或有瘀斑瘀点。

[**治法**] 活血化瘀,理气通络。

[**方药**] 血府逐瘀汤加减。桃仁 10 克,红花 10 克,赤芍 15 克,枳壳 15 克,牛膝 15 克,柴胡 10 克,川芎 15 克,桔梗 10 克,水蛭 6 克,地龙 6 克。水煎服,每天 1 剂。

糖尿病合并高脂血症

药膳药茶调养

泽泻粥

[**组成**] 泽泻粉 10 克,粳米 50 克。

[**用法**] 将泽泻晒干研粉,粳米 50 克加水煮粥,待米开花后调入泽泻粉 10 克,文火煮粥食用,每天 2～3 次。

[**功效**]

何首乌粥

[**组成**] 何首乌粉 20～30 克,粳米 50 克。

［**用法**］将何首乌晒干研粉,粳米 50 克加水煮粥,待粳米开花后调入何首乌粉 20~30 克,文火煮粥食用,每天 2~3 次。

［**功效**］

荷叶粥

［**组成**］鲜荷叶 1 张,粳米 50 克。

［**用法**］取鲜荷叶 1 张,切细煮汁 150 毫升,去渣,加粳米 50 克煮粥,每天 2 次。

［**功效**］适合老年性高血压、高脂血症患者长期服用,夏令季节尤宜。

淡菜粥

［**组成**］淡菜 50 克,粳米 100 克。

［**用法**］淡菜 50 克温水浸泡,烧开后取心,粳米 100 克加水煮粥,加少量盐、油供食用。每天 2 次。

［**功效**］适合老年性高血压、高脂血症患者长期服用。

中药调养

肾虚痰湿

［**主症**］腰背强直、酸痛,腿足酸软;夜尿增多,小便清长;嗜睡。舌质淡苔腻,脉滑。

［**治法**］补肾强腰,化痰壮骨。

［**方药**］茯菟丸加减。白茯苓 10 克,菟丝子 10 克,石莲子 15 克,狗脊 10 克,肉苁蓉 10 克,续断 10 克,桑寄生 10 克,竹茹 10 克,胆南星 10 克。水煎服,每天 1 剂。

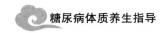

肾虚痰溢

[主症]头脑昏沉,神蒙嗜睡,记忆力减退;耳鸣、听力下降;视力下降;眩晕、呕恶、不能站立或行走不便;瞳仁周出现灰白色晕圈;小便清长或夜尿频多。舌质淡,苔白腻,脉沉滑。

[治法]补肾降浊,助膀胱气化。

[方药]驻景丸化裁。菟丝子10克,熟地黄10克,车前子10克,白芥子10克,泽泻10克,远志6克,枸杞子10克,补骨脂10克。水煎服,每天1剂。

痰流四肢

[主症]四肢欠温或四肢困重,懈惰懒动;肌肉酸胀,时有绷紧感;下肢水肿。纳食减少,口中无味。舌质淡,苔白腻,脉濡。

[治法]健脾醒脾,助阳通络消痰。

[方药]方用平胃散合当归四逆汤加减。陈皮10克,苍术10克,厚朴6克,茯苓10克,桂枝6克,白芍10克,大枣10克,细辛3克,当归10克,甘草3克,通草6克。水煎服,每天1剂。

痰阻中焦

[主症]脘痞,胃中辘辘有声,咕咕肠鸣,纳食不香。胸闷;腹部肥胖多脂;腹泻或便下不爽,时而便秘、呕恶,腹痛。舌质淡,苔腻或苔厚。

[治法]理气运脾,温化水饮。

[方药]苓桂术甘汤加减。茯苓10克,桂枝10克,白术

10克,甘草3克,厚朴6克,陈皮10克。水煎服,每天1剂。

痰瘀互结

[**主症**]胸闷不宽,有压迫感或紧缩感,胸中不快。常叹息。胸中隐痛,刺痛。心悸时发;脘痞;头昏。舌质紫暗或胖大,苔腻,脉弦。

[**治法**]化痰理气,活血消瘀。

[**方药**]桃红四物汤加减。黄连6克,半夏10克,瓜蒌15克,桃仁6克,红花6克,当归10克,川芎10克,生地黄10克,赤芍10克。水煎服,每天1剂。

附一
体质测评方法

九种体质测评方法(<65 岁)

➤ 判定方法

回答《中医体质分类与判定表》中的全部问题,每一问题按 5 级评分,计算原始分及转化分,依标准判定体质类型:

$$原始分=各个条目的分会相加$$
$$转化分数=[(原始分-条目数)/(条目数×4)]×100$$

➤ 判定标准

平和质为正常体质,其他 8 种体质为偏颇体质,判定标准见下表。

体质类型	条 件	判定结果
平和质	● 转化分≥60 分 ● 其他 8 种体质转化分均<30 分	是
	● 转化分≥60 分 ● 其他 8 种体质转化分均<40 分	基本是
	不满足上述条件者	否

续 表

体质类型	条 件	判定结果
偏颇体质	转化分≥40分	是
	转化分 30～39分	倾向是
	转化分<30分	否

示例 1

某人各体质类型转化分为：平和质 75 分,气虚质 56 分,阳虚质 27 分,阴虚质 25 分,痰湿质 12 分,湿热质 15 分,血瘀质 20 分,气郁质 18 分,特禀质 10 分。

根据判定标准,虽然平和质转化分≥60 分,但其他 8 种体质转化分并未全部<40 分,其中气虚质转化分≥40 分,故此人不能判定为平和质,应判定为是气虚质。

示例 2

某人各体质类型转化分为：平和质 75 分,气虚质 16 分,阳虚质 27 分,阴虚质 25 分,痰湿质 32 分,湿热质 25 分,血瘀质 10 分,气郁质 18 分,特禀质 10 分。

根据判定标准,平质转化分≥60 分,同时,痰湿质转化分在 30～39 之间,可判定为痰湿质倾向,故此人最终体质判定结果基本是平和质,有痰湿质倾向。

> ## 中医体质分类与判定表(＜65 岁)
> ### 平和质(A 型)

	没有 (根本不)	很少 (有一点)	有时 (有些)	经常 (相当)	总是 (非常)
(1)您精力充沛吗?	1	2	3	4	5
(2)您容易疲乏吗?*	1	2	3	4	5
(3)您说话声音低弱无力吗?*					
	1	2	3	4	5
(4)您感到闷闷不乐、情绪低沉吗?*					
	1	2	3	4	5
(5)您比一般人耐受不了寒冷(冬天的寒冷,夏天的冷空调、电扇)吗?*					
	1	2	3	4	5
(6)您能适应外界自然和社会环境的变化吗?					
	1	2	3	4	5
(7)您容易失眠吗?*	1	2	3	4	5
(8)您容易忘事(健忘)吗?*	1	2	3	4	5

注:标有 * 的条目需先逆向计分,即:1→5,2→4,3→3,4→2,5→1,再用公式转化分。

判断结果:□是　□倾向是　□否

气虚质(B 型)

	没有 (根本不)	很少 (有一点)	有时 (有些)	经常 (相当)	总是 (非常)
(1)您容易疲乏吗?	1	2	3	4	5
(2)您容易气短(呼吸短促,接不上气)吗?					
	1	2	3	4	5

续　表

	没有 （根本不）	很少 （有一点）	有时 （有些）	经常 （相当）	总是 （非常）
（3）您容易心慌吗？	1	2	3	4	5
（4）您容易头晕或站起时晕眩吗？					
	1	2	3	4	5
（5）您比别人容易患感冒吗？	1	2	3	4	5
（6）您喜欢安静、懒得说话吗？					
	1	2	3	4	5
（7）您说话声音低弱无力吗？	1	2	3	4	5
（8）您活动量稍大就容易出虚汗吗？					
	1	2	3	4	5

判断结果：□是　□倾向是　□否

阳虚质（C 型）

	没有 （根本不）	很少 （有一点）	有时 （有些）	经常 （相当）	总是 （非常）
（1）您手脚发凉吗？	1	2	3	4	5
（2）您胃脘部、背部或腰膝部怕冷吗？					
	1	2	3	4	5
（3）您感到怕冷、衣服比别人穿得多吗？					
	1	2	3	4	5
（4）您比一般人耐受不了寒冷（冬天的寒冷，夏天的冷空调、电扇 　　等）吗？					
	1	2	3	4	5

	没有 （根本不）	很少 （有一点）	有时 （有些）	经常 （相当）	总是 （非常）
(5) 您比别人容易患感冒吗？					
	1	2	3	4	5
(6) 您吃（喝）凉的东西会感到不舒服或者怕吃（喝）凉东西吗？					
	1	2	3	4	5
(7) 您受凉或吃（喝）凉的东西后,容易腹泻（拉肚子）吗？					
	1	2	3	4	5

判断结果：□是　□倾向是　□否

阴虚质（D 型）

	没有 （根本不）	很少 （有一点）	有时 （有些）	经常 （相当）	总是 （非常）
(1) 您感到手脚心发热吗？　1	2	3	4	5
(2) 您感觉身体、脸上发热吗？					
	1	2	3	4	5
(3) 您皮肤或口唇干吗？　1	2	3	4	5
(4) 您口唇的颜色比一般人红吗？					
	1	2	3	4	5
(5) 您容易便秘或大便干燥吗？					
	1	2	3	4	5
(6) 您面部两颧潮红或偏红吗？					
	1	2	3	4	5

续 表

	没有 （根本不）	很少 （有一点）	有时 （有些）	经常 （相当）	总是 （非常）
（7）您感到眼睛干涩吗？ 1		2	3	4	5
（8）您感到口干咽燥、总想喝水吗？					
	1	2	3	4	5

判断结果：□是 □倾向是 □否

痰湿质（E型）

	没有 （根本不）	很少 （有一点）	有时 （有些）	经常 （相当）	总是 （非常）
（1）您感到胸闷或腹部胀满吗？					
	1	2	3	4	5
（2）您感到身体沉重不轻松或不爽快吗？					
	1	2	3	4	5
（3）您腹部肥满松软吗？ 1		2	3	4	5
（4）您有额部油脂分泌多的现象吗？					
	1	2	3	4	5
（5）您上眼睑比别人肿（上眼睑有轻微隆起的现象）吗？					
	1	2	3	4	5
（6）您嘴里有黏黏的感觉吗？					
	1	2	3	4	5
（7）您平时痰多，特别是咽喉部总感到有痰堵着吗？					
	1	2	3	4	5

	没有 (根本不)	很少 (有一点)	有时 (有些)	经常 (相当)	总是 (非常)
(8) 您舌苔厚腻或有舌苔厚厚的感觉吗？					
	1	2	3	4	5

判断结果：□是　□倾向是　□否

湿热质(F型)

	没有 (根本不)	很少 (有一点)	有时 (有些)	经常 (相当)	总是 (非常)
(1) 您面部或鼻部有油腻感或者油亮发光吗？					
	1	2	3	4	5
(2) 您容易生痤疮或疮疖吗？	1	2	3	4	5
(3) 您感到口苦或嘴里有异味吗？					
	1	2	3	4	5
(4) 您大便黏滞不爽、有解不尽的感觉吗？					
	1	2	3	4	5
(5) 您小便时尿道有发热感、尿色浓(深)吗？					
	1	2	3	4	5
(6) 您带下色黄(白带颜色发黄)吗？（限女性回答）					
	1	2	3	4	5
(7) 您的阴囊部位潮湿吗？（限男性回答）					
	1	2	3	4	5

判断结果：□是　□倾向是　□否

血瘀质（G型）

	没有 （根本不）	很少 （有一点）	有时 （有些）	经常 （相当）	总是 （非常）
（1）您的皮肤在不知不觉中会出现青紫瘀斑（皮下出血）吗？					
	1	2	3	4	5
（2）您两颧部有细微红丝吗？					
	1	2	3	4	5
（3）您身体上有哪里疼痛吗？					
	1	2	3	4	5
（4）您面色晦黯或容易出现褐斑吗？					
	1	2	3	4	5
（5）您容易有黑眼圈吗？	1	2	3	4	5
（6）您容易忘事（健忘）吗？	1	2	3	4	5
（7）您口唇颜色偏黯吗？	1	2	3	4	5

判断结果：□是　□倾向是　□否

气郁质（H型）

	没有 （根本不）	很少 （有一点）	有时 （有些）	经常 （相当）	总是 （非常）
（1）您感到闷闷不乐、情绪低弱吗？					
	1	2	3	4	5
（2）您容易精神紧张、焦虑不安吗？					
	1	2	3	4	5

	没有 （根本不）	很少 （有一点）	有时 （有些）	经常 （相当）	总是 （非常）
（3）您多愁善感、感情脆弱吗？					
	1	2	3	4	5
（4）您容易感到害怕或受到惊吓吗？					
	1	2	3	4	5
（5）您胁肋部或乳房胀痛吗？					
	1	2	3	4	5
（6）您无缘无故叹气吗？	1	2	3	4	5
（7）您咽喉部有异物感，且吐之不出、咽之不下吗？					
	1	2	3	4	5

判断结果：□是　□倾向是　□否

特禀质（Ⅰ型）

	没有 （根本不）	很少 （有一点）	有时 （有些）	经常 （相当）	总是 （非常）
（1）您没有感冒时也会打喷嚏吗？					
	1	2	3	4	5
（2）您没有感冒时也会鼻塞、流鼻涕吗？					
	1	2	3	4	5
（3）您有因季节变化、温度变化或异味等原因而咳喘的现象吗？					
	1	2	3	4	5

	没有 (根本不)	很少 (有一点)	有时 (有些)	经常 (相当)	总是 (非常)
(4) 您容易过敏(对药物、食物、气味、花粉或在季节交替、气候变化时)吗？					
	1	2	3	4	5
(5) 您的皮肤容易起荨麻疹(风团、风疹块、风疙瘩)吗？					
	1	2	3	4	5
(6) 您的皮肤因过敏出现过紫癜(紫红色瘀点、瘀斑)吗？					
	1	2	3	4	5
(7) 您的皮肤一抓就红，并出现抓痕吗？					
	1	2	3	4	5

判断结果：□是　□倾向是　□否

老年人体质测评方法(≥65岁)

➤ 老年人中医体质判定

国家中医药管理局制订了《老年版中医体质分类与判定》标准,根据《老年人中医药健康管理服务记录表》前33项问题采集信息,每一问题按5级评分,依据体质判定标准判定体质类型。

老年人中医药健康管理服务记录表

姓名 □□□-□□□□□

编号：

请根据近一年的体验和感觉，回答以下问题	没有（根本不/从来没有）	很少（有一点/偶尔）	有时（有些时间/少数时间）	经常（相当/多数时间）	总是（非常/每天）
（1）您精力充沛吗？（指精神头足，乐于做事）	1	2	3	4	5
（2）您容易疲乏吗？（指体力较差，稍微活动一下或做一点家务劳动就感到累）	1	2	3	4	5
（3）您容易气短，呼吸短促，接不上气吗？	1	2	3	4	5
（4）您说话声音低弱无力吗？（指说话没有力气）	1	2	3	4	5
（5）您感到闷闷不乐，情绪低沉吗？（指心情不愉快，情绪低落）	1	2	3	4	5
（6）您容易精神紧张，焦虑不安吗？（指遇事心情紧张）	1	2	3	4	5
（7）您因为生活状态改变而感到孤独、失落吗？	1	2	3	4	5

续　表

请根据近一年的体验和感觉，回答以下问题	没有（根本不/从来没有）	很少（有一点/偶尔）	有时（有些/少数时间）	经常（相当/多数时间）	总是（非常/每天）
(8) 您容易感到害怕或受到惊吓吗？	1	2	3	4	5
(9) 您感到身体超重不轻松吗？（感觉身体沉重）{BMI 指数＝体重(kg)/[身高(m)]²}	1（BMI＜24）	2（24≤BMI＜25）	3（25≤BMI＜26）	4（26≤BMI＜28）	5（BMI≥28）
(10) 您眼睛干涩吗？	1	2	3	4	5
(11) 您手脚发凉吗？（不包含周围温度低或穿的少导致的手脚发冷）	1	2	3	4	5
(12) 您胃脘部、背部或腰部怕冷吗？（指上腹部、背部、腰部或膝关节等·有一处或多处怕冷）	1	2	3	4	5
(13) 您比一般人耐受不了寒冷吗？（指比别人容易害怕冬天或是夏天的冷空调、电扇等）	1	2	3	4	5

续表

请根据近一年的体验和感觉，回答以下问题	没有（根本不／从来没有）	很少（有一点／偶尔）	有时（有些／少数时间）	经常（相当／多数时间）	总是（非常／每天）
（14）您容易患感冒吗？（指每年感冒的次数）	1 一年<2次	2 一年感冒2~4次	3 一年感冒5~6次	4 一年8次以上	5 几乎每月都感冒
（15）您没有感冒时也会鼻塞、流鼻涕吗？	1	2	3	4	5
（16）您有口黏口腻，或睡眠打鼾吗？	1	2	3	4	5
（17）您容易过敏（对药物、食物、气味、花粉或在季节交替、气候变化时）吗？	1 从来没有	2 一年1,2次	3 一年3,4次	4 一年5,6次	5 每次遇到上述原因都过敏
（18）您的皮肤容易起荨麻疹吗？（包括风团、风疹块、风疙瘩）	1	2	3	4	5
（19）您的皮肤在不知不觉中会出现青紫瘀斑、皮下出血吗？（指皮肤在没有外伤的情况下出现一块块一块的情况）	1	2	3	4	5

续 表

请根据近一年的体验和感觉，回答以下问题	没有（根本不/从来没有）	很少（有一点/偶尔）	有时（有些/少数时间）	经常（相当/多数时间）	总是（非常/每天）
(20) 您的皮肤一抓就红，并出现抓痕吗？（指被指甲或钝物划过后皮肤的反应）	1	2	3	4	5
(21) 您皮肤或口唇干吗？	1	2	3	4	5
(22) 您有肢体或固定部位疼痛的感觉吗？	1	2	3	4	5
(23) 您面部或鼻部有油腻感或者油亮发光吗？（指脸上或鼻子）	1	2	3	4	5
(24) 您面色或目眶晦黯，或出现褐色斑块/斑点吗？	1	2	3	4	5
(25) 您有皮肤湿疹、疮疖吗？	1	2	3	4	5
(26) 您感到口干咽燥、总想喝水吗？	1	2	3	4	5
(27) 您感到口苦或嘴里有异味吗？（指口苦或口臭）	1	2	3	4	5

续 表

请根据近一年的体验和感觉，回答以下问题	没有（根本不/从来没有）	很少（有一点/偶尔）	有时（有些/少数时间）	经常（相当/多数时间）	总是（非常/每天）
(28) 您腹部肥大吗？（指腹部脂肪肥厚）	1（腹围<80 cm，相当于2.4尺）	2（腹围80~85 cm，2.4~2.55尺）	3（腹围86~90 cm，2.56~2.7尺）	4（腹围91~105 cm，2.71~3.15尺）	5（腹围>105 cm，3.15尺）
(29) 您吃（喝）凉的东西会感到不舒服或者怕吃（喝）凉的东西吗？（指不喜欢吃凉的食物，或吃了凉的食物后会不舒服）	1	2	3	4	5
(30) 您有大便黏滞不爽、解不尽的感觉吗？（大便容易黏在马桶上）	1	2	3	4	5
(31) 您容易大便干燥吗？	1	2	3	4	5
(32) 您舌苔厚腻或有舌苔厚的感觉吗？（如果自我感觉不清楚可由调查员观察后填写）	1	2	3	4	5

续　表

请根据近一年的体验和感觉，回答以下问题		没有（根本不/从来没有）	很少（有一点/偶尔）	有时（有些/少数时间）	经常（相当/多数时间）	总是（非常/每天）
（33）您舌下静脉瘀紫或增粗吗？（可由调查员辅助观察后填写）		1	2	3	4	5
体质类型	气虚质	阳虚质	阴虚质	痰湿质	湿热质	血瘀质	气郁质	特禀质	平和质
体质辨识	1. 得分 2. 是 3. 倾向是	1. 得分 2. 是 3. 倾向是	1. 得分 2. 是 3. 倾向是	1. 得分 2. 是 3. 倾向是	1. 得分 2. 是 3. 倾向是	1. 得分 2. 是 3. 倾向是	1. 得分 2. 是 3. 倾向是	1. 得分 2. 是 3. 倾向是	1. 得分 2. 是 3. 基本是

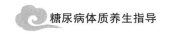

体质判定标准表

体质类型及对应条目	条　　件	判定结果
气虚质(2)(3)(4)(14) 阳虚质(11)(12)(13)(29) 阴虚质(10)(21)(26)(31) 痰湿质(9)(16)(28)(32) 湿热质(23)(25)(27)(30) 血瘀质(19)(22)(24)(33) 气郁质(5)(6)(7)(8) 特禀质(15)(17)(18)(20)	各条目得分相加之和≥11分	是
	各条目得分相加之和为9～10分	倾向是
	各条目得分相加之和≤8分	否
平和质(1)(2)(4)(5)(13) (其中,(2)(4)(5)(13)反向计分,即1→5,2→4,3→3,4→2,5→1)	各条目得分相加之和≥17分,同时其他8种体质得分均≤8分	是
	各条目得分相加之和≥17分,同时其他8种体质得分均≤10分	基本是
	不满足上述条件者	否

> 注意事项

信息采集:提醒受试者以一年内的感受与体验为判断依据,而非即时感受。参照括号内的描述向受试者解释其不能理解的条目,但不能主观引导受试者的选择。

表格填写:逐条逐项填写,杜绝漏填。每一个问题只能选一个选项,在最符合的选项上划"√"。如出现规律性选项等情况,需要核实。

体质判定:偏颇体质正向计分,平和质有4个条目反向计分(即 1→5,2→4,3→3,4→2,5→1)。判定平和质时,除了达到得分条件外,同时其他 8 种体质得分均≤10 分。当每种体质得分相加均≤8 分,出现无法判断体质类型等情况,则需 2 周后重新填写。

附二
曙光医院治未病中心医生门诊信息

张晓天

高血压、亚健康专家门诊：周三上午（东院）、周四下午（西院）

朱蕴华

糖尿病专家门诊：周一、周四上午（东院）

郑　珏

脂肪肝专病门诊：周二全天（东院）

郭丽雯

便秘专病门诊：周五全天（东院）

汤峥丽

高血压专病门诊：周一、周四下午（东院）

王　莹

冠心病专病门诊：周三下午（东院）

亚健康专病门诊：周三上午（东院）